Dr. Ronald Steiner

DER YOGA DOC

Bibliografische Information der Deutschen Nationalbibliothek
Die Deutsche Nationalbibliothek verzeichnet diese Publikation in der Deutschen Nationalbibliografie; detaillierte bibliografische Daten sind im Internet über http://d-nb.de abrufbar.

Für Fragen und Anregungen
info@rivaverlag.de

Wichtiger Hinweis
Dieses Buch ist für Lernzwecke gedacht. Es stellt keinen Ersatz für eine individuelle medizinische Beratung und Fitnessberatung dar und sollte auch nicht als solcher benutzt werden. Wenn Sie medizinischen Rat einholen wollen, konsultieren Sie bitte einen qualifizierten Arzt. Der Verlag und der Autor haften für keine nachteiligen Auswirkungen, die in einem direkten oder indirekten Zusammenhang mit den Informationen stehen, die in diesem Buch enthalten sind.
Ausschließlich zum Zweck der besseren Lesbarkeit wurde auf eine genderspezifische Schreibweise sowie eine Mehrfachbezeichnung verzichtet. Alle personenbezogenen Bezeichnungen sind somit geschlechtsneutral zu verstehen.

Originalausgabe
4. Auflage 2023

Türkenstraße 89
80799 München
Tel.: 089 651285-0
Fax: 089 652096

Redaktion: Anna Gülicher-Loll
Umschlaggestaltung: Manuela Amode
Umschlagabbildungen: Philipp Wulk
Innenabbildungen: 8–20, 28–34, 46–56, 78–99 Stefanie Kissner, 6–7, 26–27, 36–45, 58–77, 100–109, 118–119, 128–138, 142–147 Philipp Wulk, 110–117, 120–127, 148–169 Marcus Schäfer, 140 well media GmbH, 173 Gabriel Aszalos
Covermodel: Kaija Marx, Physiotherapeutin und Yogalehrerin, München, www.kaijamarx.com
Layout: Katja Muggli, www.katjamuggli.de
Satz: Daniel Förster, Belgern
Druck: Firmengruppe APPL, aprinta Druck, Wemding
Printed in Germany

ISBN Print 978-3-7423-0822-1
ISBN E-Book (PDF) 978-3-7453-0453-4
ISBN E-Book (EPUB, Mobi) 978-3-7453-0454-1

Wir produzieren nachhaltig
www.m-vg.de

Weitere Informationen zum Verlag finden Sie unter
www.rivaverlag.de
Beachten Sie auch unsere weiteren Verlage unter www.m-vg.de

Dr. Ronald Steiner

DER YOGA DOC

Heilen mit Yoga
Die besten Übungen für zahlreiche Beschwerden

riva

Inhalt

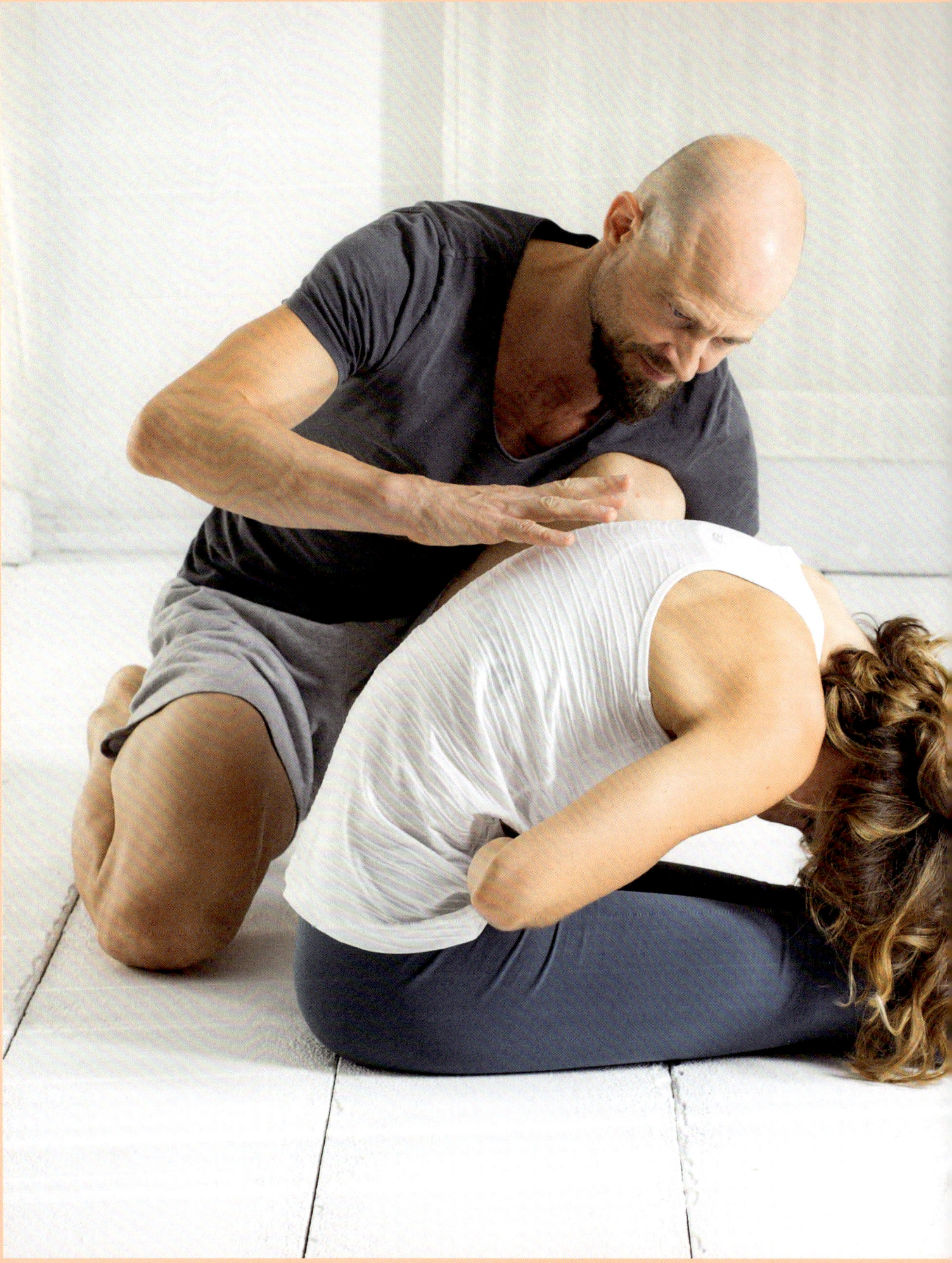

Heilen mit Yoga

Es ist wissenschaftlich bewiesen, dass Yoga bei zahlreichen Beschwerden helfen kann. Die Kombination aus umfassender Bewegung, tiefer Atmung, muskulärer Kräftigung, ausgewogener Dehnung, wohltuendem Schwitzen und abschließender Entspannung fördert und heilt Körper und Geist.

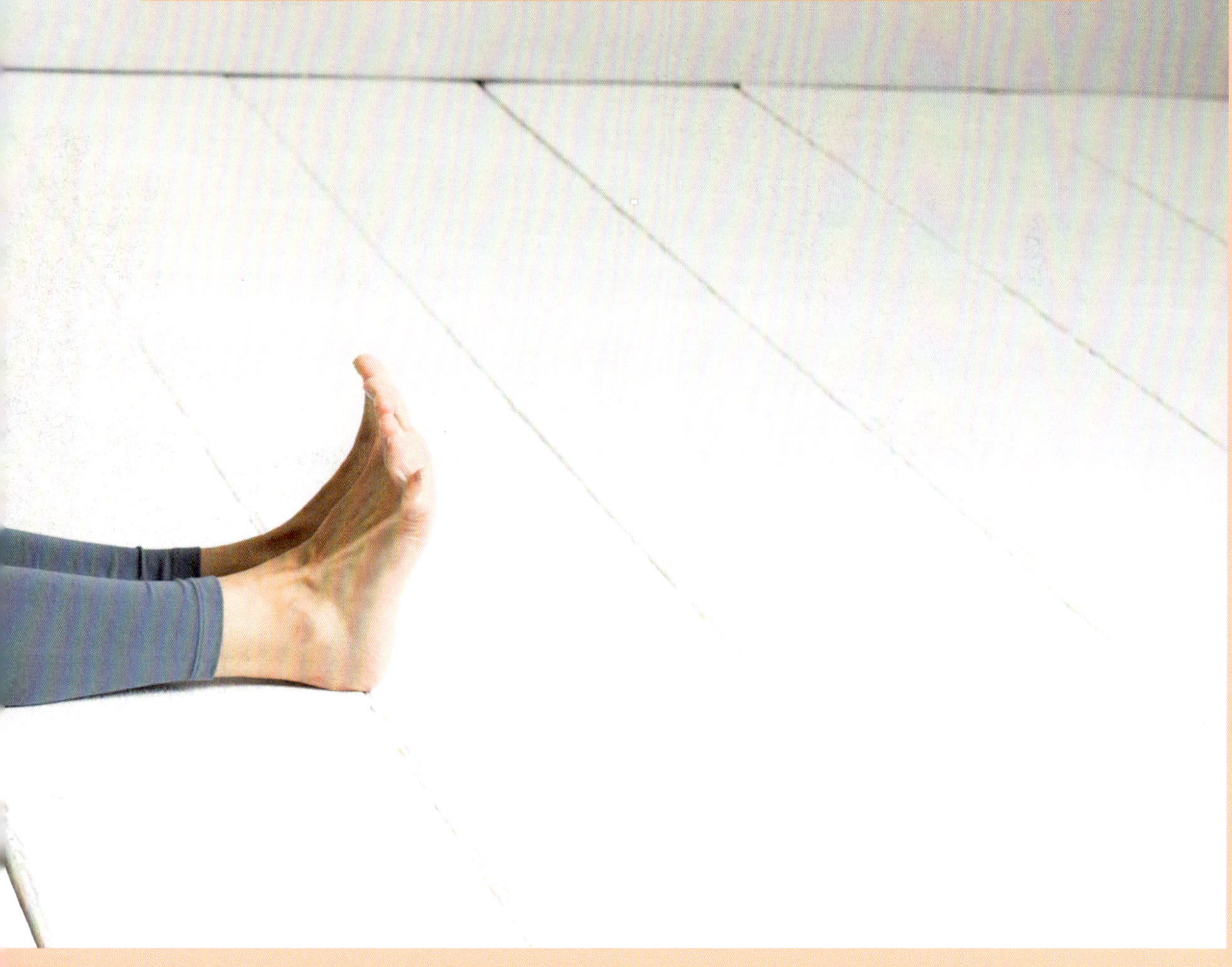

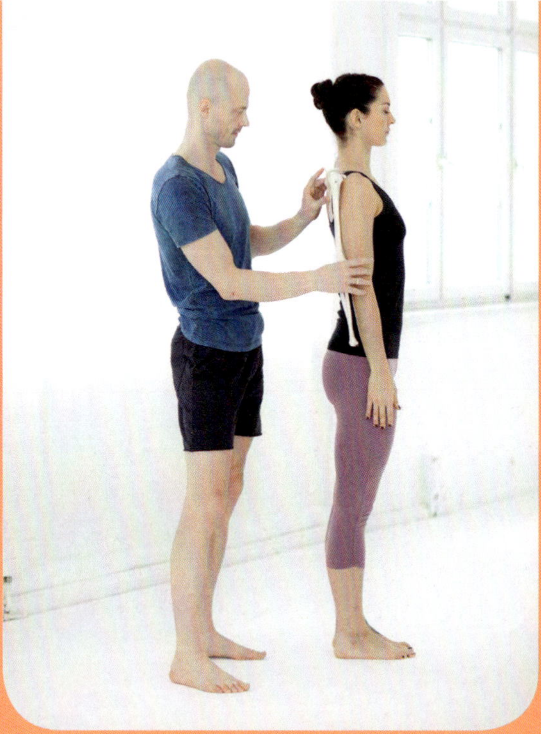

Yogatherapie

Ein Paradoxon?

Yoga hat eine Vielzahl positiver Wirkungen. Das ist mittlerweile so gut wie unbestritten und durch zahlreiche Studien belegt. Doch taugt Yoga auch als Therapie? Und falls ja: Was soll genau womit therapiert werden?

Yogatherapie – mehr und mehr beliebt

Betrachtet man die aktuelle Yogalandschaft, so stößt man auf eine Vielzahl unterschiedlicher Stile und Traditionen mit variierendem Schwerpunkt. Es verwundert daher nicht, dass Yoga mittlerweile auch im therapeutischen Bereich Einzug gehalten hat.

Tatsächlich ist das Interesse an Yogatherapie in den letzten Jahren stark gestiegen. Einerseits suchen Menschen mit konkreten körperlichen oder psychischen Beschwerden in dieser Therapieform Hilfe, andererseits möchten Yogalehrer sich im therapeutischen Bereich weiterbilden. Doch auch Ärzte entdecken zunehmend Yoga als Therapieform. In der Tat eignet sich Yoga auf ideale Weise als eigenständige Therapie oder als Ergänzung zu anderen Therapieformen.

Yoga – ein Weg zu ganzheitlicher Gesundheit und Balance

Eine der Grundideen des Yoga ist, den Menschen immer wieder in seine natürliche, ganzheitliche Balance zu führen. Körper und Geist finden in der Yogapraxis zueinander und auf diese Weise in einen Zustand von Ausgeglichenheit und Harmonie.

Wir können diesen Zustand schlicht als Gesundheit bezeichnen und sind damit im Einklang mit der Definition, die die WHO bereits 1948 formulierte: »Gesundheit ist ein Zustand völligen psychischen, physischen und sozialen Wohlbefindens und nicht nur das Freisein von Krankheit und Gebrechen.«

Ist Yoga Therapie?

Stets ist Yoga darauf ausgerichtet, das Gesunde und Lebendige in uns zu fördern. Jede Yogastunde beinhaltet daher im Kern bereits einen gewissen therapeutischen Ansatz. Dennoch unterscheidet sich Yoga in einem Punkt grundsätzlich von Therapie.

Wir können sagen: Yoga ist Therapie!

Therapie ist als ein bewusstes Handeln definiert, das darauf abzielt, eine zuvor diagnostizierte Erkrankung zu heilen beziehungsweise einen Krankheitsverlauf positiv zu beeinflussen. In einer üblichen Yogastunde findet jedoch weder eine Diagnose statt, noch sind die gezeigten Übungen konkret auf eine bestimmte Erkrankung eines einzelnen ausgelegt. Es geht vielmehr darum, das Wohlbefinden von im Großen und Ganzen gesunden Menschen zu erhalten und einen positiven Impuls zu geben.

Hinweis

Um laut Gesetz eine Therapie anbieten zu können, muss man notwendigerweise approbierter Therapeut sein. Die Lektüre dieses Buches reicht hierfür nicht aus.

Hierfür ist keine therapeutische Approbation notwendig. Es genügt eine fundierte Yogalehrer-Ausbildung.

Yogatherapie erfordert im Vergleich zu einer normalen, eher präventiven Yogastunde andere Rahmenbedingungen. Während sich eine Yogastunde an prinzipiell Gesunde richtet, suchen Menschen mit konkreten gesundheitlichen Fragestellungen und Problembereichen die Yogatherapie. Daher benötigt Yogatherapie zumindest teilweise auch ein Einzelsetting. Präventives Yoga hingegen fördert gerade auch in der Gruppe die Gesundheit. Yogatherapie geht inhaltlich über eine »normale« Yogastunde hinaus und bedarf zudem anderer Rahmenbedingungen.

Präventives Yoga vs. Yogatherapie – eine Übersicht

Präventives Yoga	Yogatherapie
Ist in der Gruppe sehr effektiv.	In der Regel ist, zumindest teilweise, ein Einzelsetting notwendig.
Richtet sich an Menschen, die aktuell nicht unter konkreten Beschwerden leiden, sondern ihre Gesundheit vorbeugend fördern wollen.	Richtet sich an Menschen, die aktuell unter konkreten Beschwerden leiden.
Ist allgemein auf das unspezifische Fördern von Gesundheit ausgerichtet.	Hat einen spezifischen Fokus auf ein klar umrissenes Beschwerdebild.
Kann vom qualifizierten Yogalehrer durchgeführt werden.	Eine Approbation als Therapeut ist notwendig.

Das Setting macht den Unterschied

Auf den ersten Blick scheint es kaum einen Unterschied zwischen Physiotherapie und Yogatherapie zu geben, denn sowohl in der Yogatherapie als auch in der Physiotherapie sind vom Patienten selbst durchgeführte Bewegungen beziehungsweise Übungen ein wichtiger Baustein. Die in diesem Buch als Yogatherapie vorgestellten Übungen kennen viele vielleicht bereits aus der Physiotherapie. Durch den Grundansatz des Yoga, nämlich den Menschen in eine ganzheitliche Balance zu führen, kann tatsächlich jede therapeutisch wirksame Technik in die Yogapraxis integriert werden.

Trotz dieser scheinbaren Gleichheit oder zumindest Ähnlichkeit unterscheidet sich Yogatherapie fundamental von Physiotherapie, denn was die Yogatherapie schlussendlich ausmacht, ist der Kontext des Yoga. Und genau dieser Kontext hilft. Er ist die Basis für die präventiv heilsame Wirkung des Yoga.

Grundlegendes für die präventiv heilsame Wirkung des Yoga

Konkret sollte eine Yogatherapie – wie jede Yogapraxis – mit einem bewussten Beginn starten und mit einem ebenso bewussten Ende abschließen. Ich empfehle zu diesem Zweck mit einem Om oder einem Mantra den Fokus von der Hektik des Alltags ganz auf sich selbst zu lenken. Yoga kann nur wirksam werden, wenn wir uns Ruhe und Zeit für uns nehmen. Wir sollten bewusst nicht erreichbar sein und potenziellen Störungen vorbeugen, indem wir beispielsweise das Handy ausschalten. Diese Ruhe ist bereits heilsam, in unserer hektischen Zeit oft sogar *der* entscheidende Schritt.

Hinweis

Um von den Krankenkassen als Präventionsmaßnahme, etwa im Rahmen eines Bonusprogramms, bezuschusst zu werden, benötigt der Yogalehrer eine fundierte beziehungsweise anerkannte Ausbildung und der Kurs muss einige Standards erfüllen.

Aus der Ruhe entsteht ein meditativer Fokus auf das Üben. Sie können danach die einzelnen Übungen bewusster wahrnehmen und Ihren Körper in der Bewegung erleben. So spüren Sie auch kleine Veränderungen. Eine genauere Wahrnehmung von sich selbst ist ein großer Schritt im therapeutischen Prozess. Es ist erwiesen, dass die gleiche Übung vor laufendem Fernseher ausgeführt weniger effektiv ist als mit voller Aufmerksamkeit praktiziert.

Ein weiteres Grundelement von Yoga, so wie ich ihn unterrichte, ist eine ganzheitliche Praxis mit durch den Atem geführten Bewegungen, verbunden mit kürzeren Phasen eines vom gleichmäßig tiefen Atem durchdrungenen Verweilens in einer Haltung. Der Sonnengruß ist ein perfektes Beispiel für einen atemgeführten Bewegungsfluss.

Der Atem verbindet jeden Aspekt unseres Menschseins. Atmen wir tief, so finden Körper und Geist zueinander. Körperlich bewirkt die durch die Atemmuskulatur hervorgerufene Spannung eine Schwingung durch den ganzen Körper. In jeder Yogatherapie empfehle ich daher auch ein Element zu integrieren, das Atem und Dynamik vereint. Eine für den Einzelnen zugeschnittene Variante des Sonnengrußes sollte fester Bestandteil der Praxis sein.

Auch eine gute Entspannung ist essenziell für die heilsame Wirkung der Yogapraxis. Ihr sollte in jeder Praxis, jeder Stunde und natürlich auch in jeder Yogatherapieeinheit ausreichend Zeit und Raum gegeben werden.

Grundlegendes für heilsames Yoga

1. Bewusster Beginn und bewusstes Ende, zum Beispiel mit einem traditionellen Mantra
2. Meditative Konzentration auf das Üben, zum Beispiel durch bewusstes Führen des Atems und gezieltes Erspüren der Übungen
3. Eine vom Atem durchdrungene, den gesamten Körper einbeziehende Bewegung, zum Beispiel *Surya Namaskara* (Sonnengruß) am Anfang
4. Entspannung, zum Beispiel *Shavasana* (liegende Entspannung) am Ende

Yogatherapie geht einen Schritt weiter

Erst auf dieser heilsamen Basis der Yogapraxis kann dann die spezifische therapeutische Ausrichtung der Yogatherapie ihre Wirkung entfalten. Idealerweise sollten die spezifischen Techniken nur maximal ein Drittel des Übungsumfanges einnehmen. Es hat sich in der Praxis am besten bewährt, direkt nach dem bewussten Beginn und noch vor den ganzheitlichen, vom Atem durchdrungenen Bewegungen der weiteren Yogapraxis diese spezifischen Techniken einzubauen.

Je nach Auswahl der therapeutischen Übungen bekommt die gesamte Yogapraxis einen besonderen Fokus. Wählen Sie beispielsweise eine therapeutische Sequenz für den Rücken, so wirkt auch der ganzheitlich heilsame Teil der folgenden Yogapraxis besonders gut auf den Rücken. Ich empfehle daher in jeder Yogapraxis mit therapeutischen Übungen nur einen Fokus zu setzen.

Der Umgang mit diesem Buch

In diesem Buch finden Sie therapeutische Übungen, die die Gesundheit in den verschiedenen Bereichen unseres Körpers fördern.

- **Für die Praxis:** Sie können diese Übungen in Ihre ganzheitliche Yogapraxis einbetten. Besonders eignet sich dafür das Zeitfenster gleich nach dem bewussten Beginn der Praxis und vor dem Sonnengruß. Aber auch gegen Ende der Praxis oder zwischen andere Übungen eingestreut sind die hier vorgestellten therapeutischen Übungen sehr effektiv.

- **Für den Unterricht:** Als Yogalehrer können Sie diese therapeutischen Übungen auch in Ihren allgemein präventiven Yogaunterricht integrieren. Jeder Teilnehmer, egal ob er gerade unter Beschwerden in diesem Bereich leidet oder nicht, wird davon profitieren. Die Übungen sind darauf ausgelegt, die Gesundheit zu fördern und können daher natürlich auch von gesunden Menschen ausgeführt werden.

- **Für die Therapie:** Sind Sie approbierter Therapeut, dann können Sie die hier vorgestellten Übungen in Ihre therapeutische Arbeit integrieren. So können Sie Ihren Patienten mit neuen Inspirationen helfen.

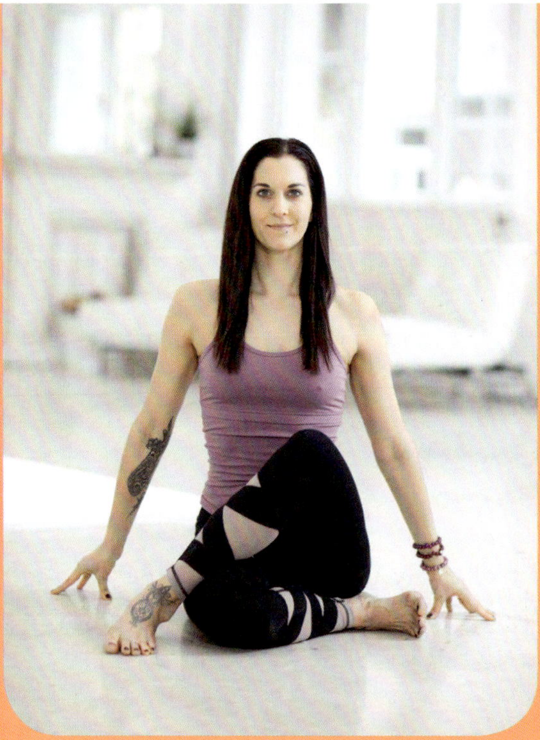

Die vier Geheimnisse der Yogatherapie

Bei vielen Beschwerden kann Yogatherapie mehr erreichen als andere Therapieformen. Bei anderen Krankheitsbildern unterstützt Yogatherapie die medizinische Behandlung sehr wirkungsvoll. Die Wirksamkeit von Yogatherapie liegt darin, dass bereits die Grundidee des Yoga vier der stärksten therapeutischen Prinzipien in sich vereint.

Yoga im Vergleich mit anderen Therapieverfahren

Bei vielen Beschwerden hilft Yoga effektiver als andere Verfahren, bei wieder anderen kann Yoga sehr wirksam in Kombination mit anderen Therapieverfahren sein. Beispielsweise zeigte die Studie »Comparing Yoga, Exercise, and a Self-Care Book for Chronic Low Back Pain«, dass Yoga für chronische Rückenschmerzen effektiver sein kann als physiotherapeutische Übungen. Andere wissenschaftliche Untersuchungen belegen, dass Yoga bei psychischen Beeinträchtigungen effektiver hilft als andere Bewegung und oft sogar besser als Psychotherapie.

Das mag auf den ersten Blick verwundern, doch Yoga ist nicht auf eine spezifische Technik festgelegt. Daher werden unter dem Namen Yoga verschiedenste Techniken zusammengefasst. Was Yoga jedoch auszeichnet, ist seine grundlegende Ausrichtung – und diese vereint in sich vier der stärksten therapeutischen Prinzipien:

1. Eigenverantwortlichkeit: die Dinge selbst in die Hand nehmen

Je mehr wir über unsere Situation wissen und je stärker wir Verantwortung für uns selbst übernehmen, desto besser ist die Prognose, denn die meisten chronischen Beschwerden sind Folge des persönlichen Lebensstils. Das bedeutet gleichzeitig: Selbst die beste Pille, die ein Arzt verschreibt, oder der geschickteste Griff des Osteopathen können ohne unser eigenes Zutun langfristig nicht viel bewirken.

Dennoch geben manche Patienten gerade diese Eigenverantwortung sozusagen an der Tür zum Sprechzimmer ab. Viele erwarten vom Arzt, dass dieser sie »gesund macht«, möglichst ohne dass sie selbst etwas dazu beitragen müssen.

Yogatherapie führt dagegen systematisch in die Eigenverantwortung. Das Ziel ist, Techniken zu vermitteln, mit denen der Übende selbst einen Weg zur eigenen Gesundheit findet und beschreitet. Das bedeutet jedoch nicht nur eine Verpflichtung, sondern auch eine Chance, denn der Übende ist nun nicht mehr hilflos einer Situation oder einer Person ausgeliefert, sondern kann seinen Zustand selbst mit beeinflussen und aktiv verändern.

2. Ressourcenorientierung: Konzentration auf das Gute

Während ein Medikament beispielsweise den zu hohen Blutdruck senkt oder den Schmerz im Rücken kurzfristig lindert, setzt Yogatherapie grundsätzlich anders an: Sie fördert beispielsweise eine gesunde Blutdruckregulation oder ein harmonisches Zusammenspiel von Muskeln, Sehnen und Faszien im Rücken.

Yogatherapeutische Übungen kann somit jeder Mensch ausführen. Sie tun der jeweiligen Körperregion gut und halten den Übenden auch präventiv gesund. Ein Medikament hingegen sollte nur nehmen, wer tatsächlich unter einer Krankheit leidet.

Auch wenn gesundheitliche Schwierigkeiten häufig für manche Menschen am Beginn der Yogapraxis stehen, so stellt sich bald eine andere Motivation ein: Man übt Yoga nicht, um ein Leiden zu überwinden, sondern um das eigene Wohlbefinden zu kultivieren. Diese positive Motivation ist weitaus wirkungsvoller und nachhaltiger.

3. Ganzheitlichkeit statt isolierter Symptombehandlung

Der menschliche Körper und Geist sind unfassbar komplex. Alles ist mit allem verwoben. Eine Unregelmäßigkeit am Fuß kann zum Beispiel zu Schmerzen im Nacken führen. Rückenschmerzen können aus chronischem Stress heraus entstehen. Auch der Volksmund kennt viele Weisheiten zu nicht ganz offensichtlichen Zusammenhängen, zum Beispiel »etwas schlägt einem auf den Magen« oder »etwas lastet auf seinen Schulter«.

Obwohl viele dieser Wechselwirkungen inzwischen bekannt und belegt sind, konzentrieren sich die meisten konservativen Therapieformen nach wie vor primär auf das Symptom. In der Yogatherapie sind zwar spezifische Techniken ebenfalls wichtig, doch wird der Mensch stets als Ganzes betrachtet, um ihn wieder zu ganzheitlicher Balance zu führen.

Es verblüfft mich jedes Mal aufs Neue, wie wirkungsvoll bereits einige tiefe Atemzüge bei fast allen Beschwerden sein können. Der Atem berührt mit seiner Wirkung unseren ganzen Körper und auch den Geist. Manchmal ist er effektiver als die speziellste Übung für eine isoliert betrachtete Körperregion.

4. Prozessorientierung: Akzeptanz des Ist-Zustands

Wohl das größte Paradox der Yogatherapie ist, dass Yoga nur und immer im Hier und Jetzt stattfindet. Es geht im Yoga also nicht darum, in der Zukunft irgendetwas zu erreichen, sondern im Hier und Jetzt seinen wahren Wesenskern oder die innere Balance zu finden.

Das volle Wunder der Heilung kann sich deshalb erst dann entfalten, wenn Sie das akzeptieren und annehmen. Mit anderen Worten: Heilung geschieht, wenn es Ihnen nicht mehr darum geht, Gesundheit zu erreichen, sondern in diesem Moment Ihre Gesundheit zu fördern. Also nicht Yoga zu üben, um beispielsweise in der Zukunft den Rückenschmerz loszuwerden, sondern um in diesem Augenblick ein gesundes Gleichgewicht im Rücken zu fördern.

Das mag nur nach einem kleinen Unterschied klingen, doch ist dafür eine große Veränderung der inneren Einstellung nötig. Die Philosophie des Yoga hilft uns bei diesem Prozess. Dann kann Yoga auch bei unheilbaren Erkrankungen helfen. Wenn mit keiner Heilung (mehr) zu rechnen ist, so kann man doch lernen, besser mit den Beschwerden umzugehen oder die Situation anzunehmen und das Beste daraus zu machen.

Heilung ist immer mit dabei

Egal ob wir wegen einer bestimmten gesundheitlichen Fragestellung auf die Matte gehen oder unser Wohlbefinden verbessern möchten: Diese vier Wirkprinzipien helfen, unser Wohlbefinden zu steigern.

Therapeutische Übungen und ihre Namen

Yoga basiert auf dem mindestens 3000 Jahre alten Grundgedanken, die eigene tiefste Essenz unmittelbar erfahren zu wollen. Die Techniken, mit denen diese Erfahrung erreicht werden sollte, unterlagen einem steten Wandel und spiegelten das Verständnis der jeweiligen Zeit vom menschlichen Körper und Geist wider.

Anfangs war Yoga vor allem Meditation und philosophischer Diskurs. Erst vor etwa 1500 Jahren wurde der physische Körper für den Yogaweg interessanter, seit etwa 500 Jahren tauchen im Yogakontext vermehrt konkrete körperliche Übungsbeschreibungen auf. Das 20. Jahrhundert revolutionierte den körperlichen Aspekt nochmals grundlegend.

Sri T. Krishnamacharya prägte einen neuen Ansatz. Anscheinend inspiriert von damals weit verbreiteten Gymnastikformen integrierte er ab 1924 die meisten heute bekannten Haltungen in die Yogapraxis. Positionen wie das Dreieck, der herabschauende Hund, der hinaufschauende Hund, der Kranich und viele andere wurden fester Bestandteil seines Unterricht und dem seiner Schüler, Sri K. Pattabhi Jois und BKS Iyengar. Um sie in den Yogakontext einzubetten, benannten sie die Haltungen mit den bis heute verbreiteten Sanskrit-Namen. Was also so traditionell klingt, ist meist weniger als 100 Jahre alt.

Im Kontext der Yogatherapie ist es erneut nötig, das Spektrum an physischen Übungen grundlegend zu erweitern. Wir benötigen Übungen, die auf einem heutigen Verständnis vom Menschen basieren. Daher haben die Übungen in diesem Buch keine »traditionellen« Namen. Ich habe sie, dem Vorbild von Sri T. Krishnamacharya folgend, neu benannt. Dabei haben drei Aspekte eine Rolle gespielt:

1. Teilweise sind die Übungen bereits aus einem anderen Kontext (zum Beispiel der Physiotherapie) unter dem hier genannten Namen bekannt.
2. Keine der hier vorgestellten Übungen sollte einen Namen erhalten, der im Yogakontext bereits mit einer anderen körperlichen Übung assoziiert ist.
3. Die Namen sollen vor allem helfen, die Übungen zu verstehen und so leicht im Gedächtnis zu behalten.

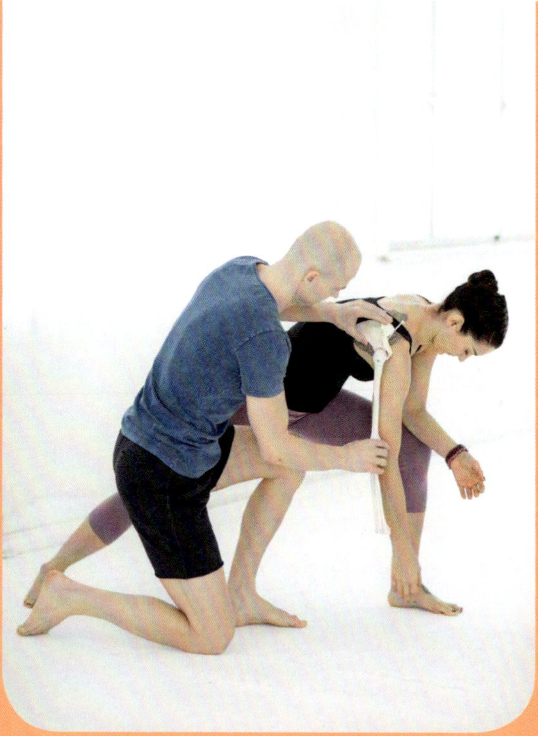

Yogatherapie ganz konkret

In drei Schritten zur Heilung

Gesundheit ist nichts Statisches, vielmehr ist Gesundheit der Zustand von körperlicher und psychischer Balance – und wie jede Balance braucht sie unser aktives Zutun, um sie aufrechtzuerhalten.

Gesundheit ist Balance

Ein wichtiger Schlüssel für Gesundheit ist, sich selbst wahrzunehmen. Es reicht nicht, jeden Tag einfach ein bestimmtes Gesundheitsprogramm abzuspulen, denn wir ändern uns jeden Tag. Was an einem Tag richtig war, kann uns an einem anderen Tag über- oder unterfordern. Um jedoch unsere Gesundheit zu kultivieren, benötigen wir genau das richtige Maß an Herausforderung und Entspannung. So wie ein Seiltänzer auf einem Seil nie nur stehen bleiben kann – mit kleinen Anpassungen reguliert er kontinuierlich sein Gleichgewicht. Durch intensive Praxis wird für ihn dieses Streben so natürlich, natürlich und fein, dass seine Balance dem Zuschauer fast statisch erscheint. Dennoch sind immerzu winzige Ausgleichsbewegungen nötig.

Mit der Gesundheit verhält es sich genauso. Gesundheit entsteht durch die ausgewogene Balance all unserer Aspekte. Das Streben danach ist für uns völlig natürlich. Sind wir erschöpft, suchen wir ganz automatisch die Ruhe. Verweilen wir lange in der Trägheit, entwickeln wir ganz natürlich einen Bewegungsdrang. Jedoch ist es in unserem aktuellen Lebensumfeld nicht immer leicht oder sofort möglich, den Impulsen nach Ausgleich intuitiv zu folgen.

Selbstwahrnehmung ist der Schlüssel für Gesundheit

Genau hier kann uns die Yogapraxis helfen. Zunächst ist Yoga im übertragenen Sinn ein Raum, in dem wir die Möglichkeit haben wahrzunehmen, wie es uns gerade geht. Fühlen wir uns müde oder aktiv? Brauchen wir Entspannung oder Bewegung? Die Technikvielfalt des Yoga hat für alle Bedürfnisse Vorschläge. Eine Yogapraxis kann fast akrobatisch sein oder ganz schlicht. Wir können uns auspowern oder Energie tanken. Meist ist eine Kombination aus all dem notwendig und hilfreich.

Bevor wir also mit therapeutischen Übungen an einzelnen Themen arbeiten können, ist es wichtig, überhaupt wahrzunehmen, wo unser Fokus liegen kann. Welcher Bereich unseres Körpers beziehungsweise Aspekt unseres Geistes benötigt gerade zusätzliche Aufmerksamkeit?

Hier beginnt die Yogatherapie oder eben ganz persönliches therapeutisches Yoga. Folgen Sie stets den folgenden drei Schritten:

1. Annahme: Eine passende Form der Praxis finden

Eine Yogapraxis soll, wie zuvor beschrieben, stets ganzheitlich wirken. Darin liegt die große Heilkraft des Yoga. Ein Sonnengruß beispielsweise ist solch eine ganzheitliche Übung. Der Atem durchdringt den Körper in seiner Bewegung. Das Resultat ist ein körperlicher und geistiger Zustand von Harmonie.

Doch haben wir beispielsweise eine Verletzung am Handgelenk, so ist eben dieser so wohltuende Sonnengruß nicht mehr ohne Weiteres möglich. Hier setzt Yogatherapie an. Zunächst sucht man eine Möglichkeit, dennoch die ganzheitliche Bewegung in einer für den aktuellen Zustand angepassten Form auszuführen. Beispielsweise können Sie den Sonnengruß an einer Stuhlkante oder auf dem Boden liegend, also ohne Einsatz der Hände, ausführen.

Dieser Schritt benötigt die Akzeptanz des Hier und Jetzt. Wir möchten nicht mit der Yogapraxis warten, bis wir »gesund« sind, denn dieses »gesund« wird vielleicht niemals kommen. Wir akzeptieren darum die Einschränkung und passen die Praxis an. Schließlich wird aus einer Einschränkung ein Ausdruck unserer Einzigartigkeit. Sie schränkt unsere Praxis dann nicht mehr ein.

Auf diese Weise können wir weiterhin die ganzheitlich heilsame Wirkung des Yoga erfahren. Je nach körperlicher beziehungsweise psychischer Voraussetzung sieht unsere Praxis möglicherweise ungewöhnlich aus. Doch im Yoga geht es vor allem um unsere Innensicht und nicht darum, wie die Praxis von außen betrachtet wirken mag.

Wichtig

Es geht keinesfalls darum, gegen den Schmerz anzukämpfen, ihn zu ignorieren und einfach weiterzuüben, sondern vielmehr darum, die Einschränkung als gegeben anzunehmen und eine ganz persönliche Form der Praxis zu finden, in der wir uns wieder wohlfühlen können.

Aus der Praxis

Ich frage mich manchmal, ob Yogatherapie nicht eher Therapie von Yoga bedeutet. Die Grammatik könnte auch diese Deutung zulassen, denn sehr oft ist es gerade für Yogis dieser Schritt, der nötig ist: Anzuerkennen, dass die eine oder andere Übung für eine bestimmte Person gerade nicht gut ist – und dennoch, oder vielleicht gerade deswegen, eine wundervolle Yogapraxis entstehen kann.

2. Beharrlichkeit: Mit speziellen yogatherapeutischen Übungen aktiv werden

Nun gilt es, sich seiner persönlichen Einschränkung zu stellen. Hierzu gehört eine gehörige Portion Mut und Beharrlichkeit. Zwar werden die meisten Beschwerden am Bewegungsapparat durch Entlastung besser, doch sobald wir uns wieder mehr bewegen, kommen sie zurück, da wir die zugrunde liegende Ursache nicht angegangen sind.

Die Entlastung muss also genutzt werden, um gezielt eine neue Balance in der betroffenen Körperregion herzustellen. Für diesen Zweck können Sie die therapeutischen Übungssequenzen dieses Buches effektiv einsetzen. Sie legen den besonderen Fokus auf eine Körperregion und helfen, diese in ihr gesundes Geleichgewicht zurückzuführen.

Ganz praktisch empfehle ich, in jeder Yogapraxis immer nur eine der Sequenzen einzusetzen, damit noch Raum bleibt, mit der Yogapraxis alle Aspekte unseres Körpers und Geistes anzusprechen (siehe Seite 12). Eine therapeutische Sequenz allein kann das nicht erreichen. Wenn Sie Ihre Yogapraxis mit therapeutischen Übungen für eine Körperregion beginnen, wirken diese über die gesamte daran anschließende ganzheitliche Yogapraxis. Es entsteht mehr Harmonie in der durch die Übungen angesprochenen Körperregion.

3. Achtsamkeit: Aufbau von erneuter Belastung

Schließlich werden Sie vielleicht bemerken, dass sich eine positive Veränderung einstellt. Dann können Sie damit beginnen, die entsprechende Körperregion wieder mehr und mehr zu belasten. Das gilt ebenso für psychische Fragestellungen. Nach Entlastung und gezieltem Arbeiten an einem Thema sollte stets auch wieder ein Heranwagen an mehr Belastung folgen.

Es ist ratsam, sich in dieser Phase von einem erfahrenen Yogalehrer begleiten und beraten zu lassen. Die erneute Belastung sollte weder zu früh noch zu spät stattfinden und wohldosiert sein. Eine genaue Ausführung der Übungen ist in dieser Phase der Belastungssteigerung sehr wichtig. Gelenke, Muskeln und Faszien sollen ihre Bewegung in einem harmonischen Gleichgewicht neu etablieren.

Hinweis

Wenn Sie keine Beschwerden haben, beugen Sie mit den folgenden Sequenzen Erkrankungen vor und verbessern Ihre Yogapraxis. Bei schon bestehenden Schmerzen oder Verletzungen können die Sequenzen therapeutisch wirken. Allerdings sollten Sie in diesem Fall vorab mit Ihrem Arzt sprechen und abklären, welche Übungen in Ihrer individuellen Situation geeignet sind und welche eher nicht.

Aus eigener Erfahrung

Ich kenne Verletzungen nicht nur aus Sicht der Sportmedizin, sondern auch aus eigener Erfahrung. Bei einem Radsturz vor mittlerweile über zehn Jahren bekam mein Handgelenk einen solchen Stoß, dass an eine Belastung lange nicht zu denken war. Eine ganze Zeit sah es so aus, als ob das Gelenk wohl nie mehr seine volle Funktionsfähigkeit zurückerhalten würde.

- **Annahme:** Daher war es für mich ein – zugegeben mitunter nicht ganz leichter – Prozess des Annehmens. Die Umstände machten es nötig, die Yogapraxis zu variieren, ohne Gewicht auf meine Hände zu bringen. Anfangs war mein Übungsspektrum dadurch erheblich eingeschränkt, doch mit der Zeit erlebte ich, wie vielfältig die Möglichkeiten sind, Yoga zu praktizieren. Mit Kreativität und Gelassenheit lässt sich fast jede Übung abwandeln.

- **Beharrlichkeit:** Trotz der nicht optimalen Aussichten führte ich jeden Tag unbeirrt gezielte Übungen aus, um speziell meine Handgelenke zu kräftigen. Es änderte sich wenig, doch das störte mich nach einigen Monaten nicht mehr. Erst nach fast einem Jahr, als ich selbst nicht mehr daran glaubte, bemerkte ich, dass ich wieder schmerzfrei eine Tür öffnen konnte.

- **Achtsamkeit:** Unter genauer Beobachtung und mit noch mehr Geduld nahm die Belastbarkeit im Handgelenk langsam wieder zu. Noch heute schaue ich bei jedem Handstand verwundert auf meine Hände und kann es nicht glauben: Sie tragen mich wieder.

Zugegeben, eine Erfolgsgeschichte... So muss Yogatherapie nicht immer enden. Der Körper ist ein Wunderwerk. Heilung ist oft möglich, obwohl man längst nicht mehr daran glaubt. Andererseits entpuppen sich Beeinträchtigungen aus vermeintlich harmlosen Verletzungen oft als unüberwindbar. Annahme, Mut, Beharrlichkeit und Achtsamkeit sind in jedem Fall der Schlüssel, um damit umzugehen.

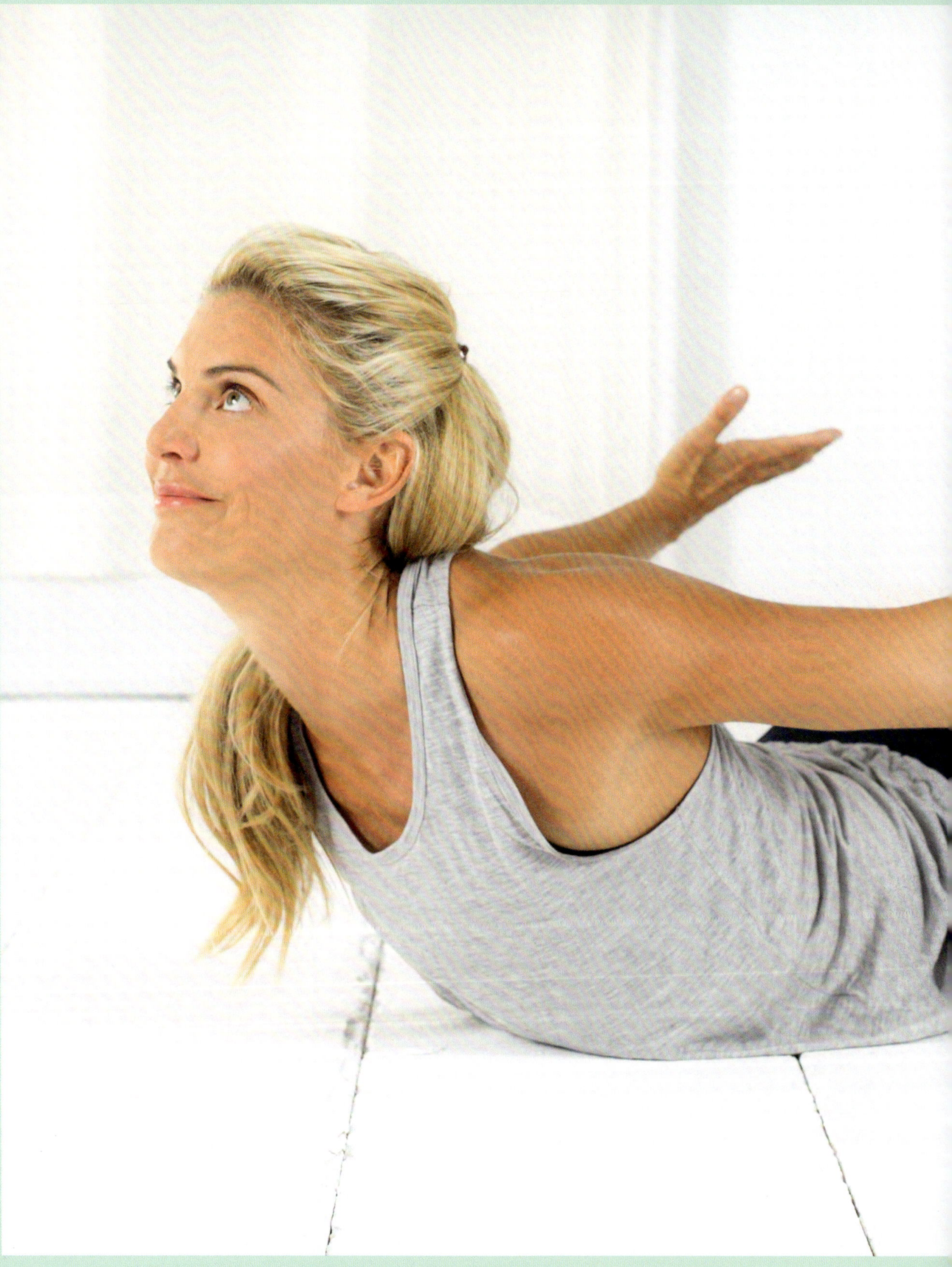

Übungen für einen gesunden Rücken

Jede funktionale Bewegung wird über die Körpermitte stabilisiert und umgelenkt. Bereits bevor die Muskulatur von Armen oder Beinen aktiviert wird, steuert der Körper die tiefe Rumpfmuskulatur an. Es überrascht daher nicht, dass 90 Prozent der Menschen mindestens einmal im Leben wegen Rückeschmerzen zum Arzt gehen, 50 Prozent sogar einmal im Jahr. Daher sind der Rücken und die Körpermitte der ideale Einstieg in therapeutisches Yoga.

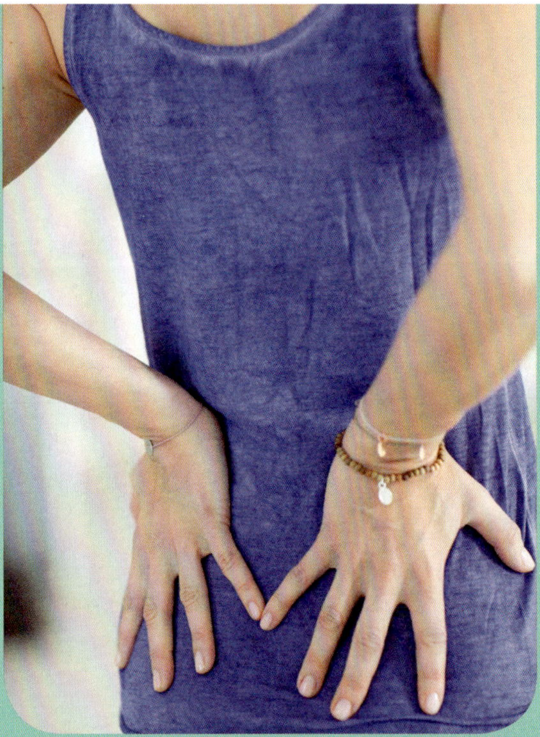

Federnde Stabilität

Probleme im unteren Rücken vermeiden oder lindern

Iliosakralgelenk – das klingt ganz schön kompliziert für solch eine unscheinbare v-förmige Naht zwischen Becken und Kreuzbein. Diese Stelle im unteren Rücken macht vielen Menschen Probleme. Mit gezielten Übungen kann man den Bereich kräftigen, sodass Bewegungen wieder geschmeidig und schmerzfrei gelingen.

Eine federnde und schwingende Verbindung

Elastisch und stark reckt sich die Wirbelsäule im Idealfall aus ihrer Basis, dem Becken. Damit sie den Rumpf so mühelos und schmerzfrei stützen kann, braucht die Wirbelsäule einen gleichzeitig stabilen und dennoch weich federnden Ursprung in den Iliosakralgelenken (kurz ISG). An diesen Nahtstellen trifft das Kreuzbein (*Sacrum*), das den unteren Teil der Wirbelsäule bildet, beidseits auf die hinteren Beckenschaufeln (*Ilium*). Diese breiten Gelenkflächen links und rechts der Wirbelsäule entstanden im Lauf der Evolution, als vier bis sechs zuvor getrennte Wirbel zum Kreuzbein verschmolzen.

Das Kreuzbein ist mit den Beckenknochen über feste Bänder verbunden, die ihm im ISG nur minimalen Raum für schwingende Bewegung lassen. Zusätzlich wird es ringsum von Muskeln gestützt und gehalten, die sicherstellen, dass es bei einer harmonisch gedämpften Schwingung bleibt und kein loses Schlackern entsteht: Die sogenannten vielgefächerten Muskeln (*Musculi multifidi*), der Beckenboden (*Diaphragma pelvis* und *Diaphragma urogenitale*), die tiefe Bauchmuskulatur (*Musculus obliquus externus abdominis, Musculus obliquus internus abdominis* und *Musculus transversus abdominis*), der gerade Bauchmuskel (*Musculus rectus abdominis*), der Hüftbeuger (*Musculus iliopsoas*) und der birnenförmige Muskel (*Musculus piriformis*) überspannen allesamt direkt oder indirekt das ISG. Nur wenn diese Muskeln harmonisch zusammenarbeiten, sind die beiden Iliosakralgelenke gut stabilisiert und ausgerichtet.

Ursachen und Symptome von Beschwerden

Aus meiner Erfahrung als Arzt und Yogatherapeut weiß ich, dass ein Großteil der Patienten mit Rückenschmerzen eigentlich Schwierigkeiten mit einem Iliosakralgelenk haben, möglicherweise auch mit beiden. Da der dort entstehende Schmerz oft nach oben in den Rücken, aber auch nach unten in die Beine ausstrahlt, wird er leicht falsch zugeordnet. ISG-Symptome können unter anderem folgende Ursachen haben:

- **»Schlackerndes« Gelenk:** Fehlt die nötige muskuläre Führung, beginnt das Iliosakralgelenk zu schlackern. Dadurch entzündet sich der gesamte Bereich und löst einen brennenden Schmerz aus. Diese Schmerzen sind nach körperlicher Aktivität deutlich verstärkt.

- **Chronische muskuläre Verkrampfungen:** Ist das Zusammenspiel der Muskulatur nicht ausgewogen, werden einige Muskeln nicht aktiv, während andere (vor allem der *Musculus piriformis* und der *Musculus iliopsoas*) zu schnell ansprechen. Die Dysbalance verstärkt sich häufig, denn je inaktiver die einen Muskeln werden, desto mehr verkrampfen die anderen. Die Symptomatik zeigt sich in einem chronischen, tief sitzenden Schmerz, etwa auf Höhe einer Hosengesäßtasche.

- **Muskuläre Verkrampfung nach Belastung:** Vor allem bei sehr beweglichen Menschen kann die bandhafte Führung des Iliosakralgelenks zu elastisch sein. Obwohl die Muskulatur das Gelenk bei vielen Alltagsaktivitäten gut stabilisieren kann, versagt sie dann bei langem Stehen oder aufrechtem Gehen. So stellen sich die Schmerzen bei den betroffenen Patienten typischerweise zum Beispiel nach Museumsbesuchen ein.

- **Gelenkblockade:** Nach einer ungewohnten Bewegung werden die das Iliosakralgelenk stabilisierenden Muskeln manchmal fehlerhaft angesteuert. Das Gelenk blockiert und verliert dadurch seine weich federnde Qualität. Der Schmerz schießt plötzlich ein und man kann sich kaum noch rühren. Solche Blockaden können häufig wiederkehren.

Vor allem die zuletzt geschilderte Situation ist sehr schmerzhaft. Ein erfahrener Chiropraktiker oder Osteopath kann hier zwar gut helfen, doch kein Therapeut der Welt kann erneute Blockaden verhindern oder gar ein hyperflexibles (schlackerndes) Gelenk stabilisieren – das können Sie nur selbst schaffen: Mit gezielten Yogaübungen bauen Sie eine federnde und zugleich stabile Basis für einen gesunden Rücken auf.

Vier Übungen für ein gesundes Iliosakralgelenk

Die folgende Übungsstrecke hat zum Ziel, die Muskulatur und Bandstruktur rings um die Iliosakralgelenke weich und flexibel zu halten, ihnen aber gleichzeitig die nötige Kraft zu geben, um ihr komplexes Zusammenspiel beim Stehen, Gehen und in der Bewegung zu meistern.

Längsfriktion und Faszienliften – Faszien zum Wohlfühlen

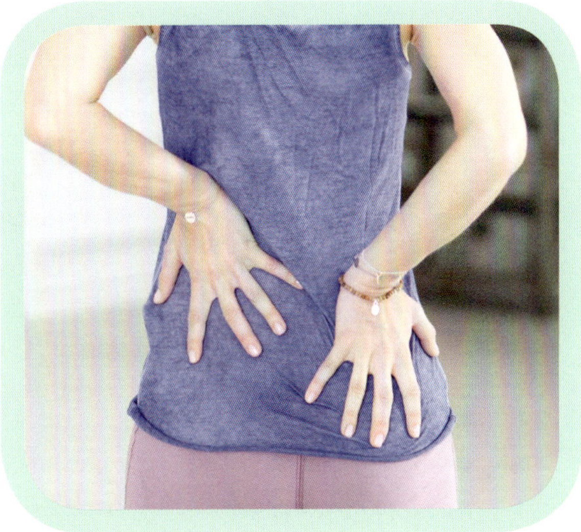

1. Legen Sie beide Hände über Ihre Iliosakralgelenke. Die Finger weisen nach unten, die kleinen Finger sind dicht beieinander. Reiben Sie so schnell wie möglich gegenläufig mit den Händen auf und ab, bis sich eine wohlige Wärme in den Händen und im unteren Rücken ausbreitet.
2. Kneifen sie anschließend mit Daumen und Fingern in die oberste Hautschicht über den Iliosakralgelenken. Manchmal entsteht ein leicht knackendes aber vollkommen harmloses Geräusch, wenn sich die Faszienschichten lösen. Lassen Sie die entstandene Hautfalte mit krabbelnden Fingern langsam von oben nach unten und wieder zurückrollen. Sollte das Ablösen der Hautfalte schwierig sein, können Sie die Hautschicht auch nur mit sanftem Fingerdruck verschieben.

Effekt

Das Reiben wärmt die das Gelenk umgebenden Faszien- und Bandstrukturen auf. Das anschließende Anheben der oberen Hautschichten erzeugt einen kleinen Unterdruck an der Faszie, wodurch diese mit nährender Gewebeflüssigkeit umspült wird. So können die einzelnen Schichten harmonisch mit der Bewegung mitschwingen und geschmeidig übereinandergleiten. Bereits diese erste Übung bringt oft sehr schnelle Hilfe bei akuten Schmerzen.

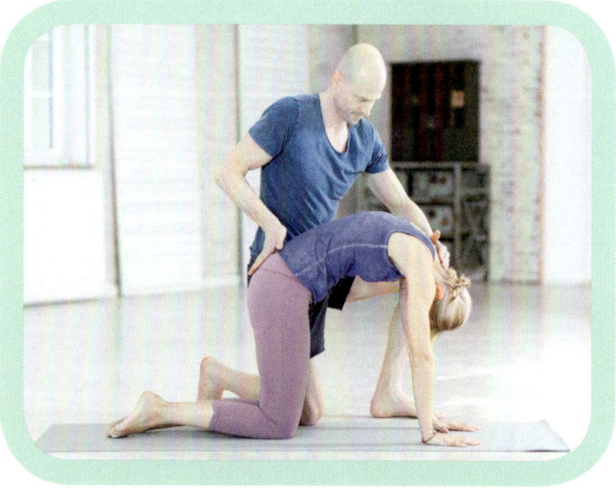 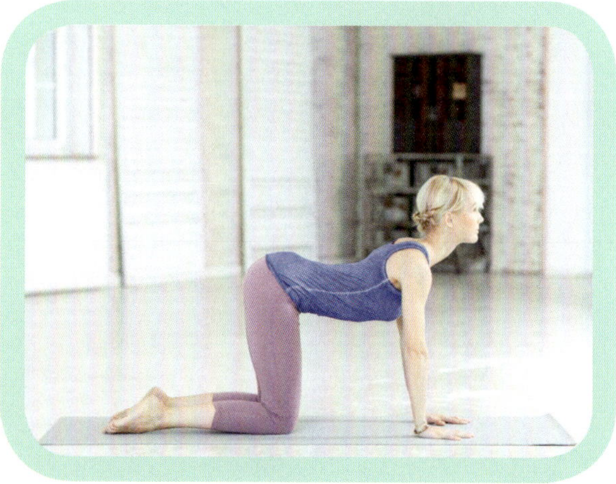

Geschmeidige Katze – den Rücken lockern

1. Kommen Sie in den Vierfüßlerstand: Die Hände befinden sich unter den Schultern und die Knie unter den Hüften. Runden Sie nun mit der Ausatmung den Rücken vom Hinterkopf bis zum Kreuzbein. Mit der Einatmung finden Sie in eine ausgleichende Rückbeuge, auch hier erfährt die Wirbelsäule eine gleichmäßige Rundung.
2. Während Sie diese beiden Bewegungen im Atemrhythmus noch einige Male wiederholen, beobachten Sie, wo sich die Wirbelsäule fest oder steif anfühlt und wo sie weich und beweglich ist. Versuchen Sie, mit leicht schlängelnden oder rotierenden Bewegungen die festen Bereiche zu mobilisieren. In den eher weichen Bereichen achten Sie dagegen auf eine kontrollierte Streckung und verhindern Sie ein zu starkes Abknicken.
3. Fahren Sie mit dieser Übung fort, bis sich die gesamte Wirbelsäule locker und beweglich anfühlt.

Effekt

Wenn einzelne Bereiche der Wirbelsäule, etwa die Brustwirbelsäule oder die Lendenwirbelsäule, unbeweglich sind, übernimmt das Iliosakralgelenk übermäßig viel Bewegung und wird so überlastet. Ist die Wirbelsäule dagegen zu instabil, verfestigt sich zum Ausgleich oft der Bereich um das Iliosakralgelenk. Die geschmeidigen Katzenbewegungen schaffen einen Ausgleich zwischen Stabilität und Flexibilität.

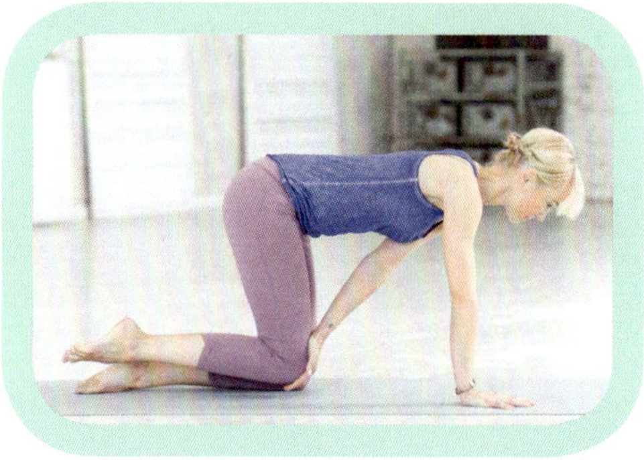

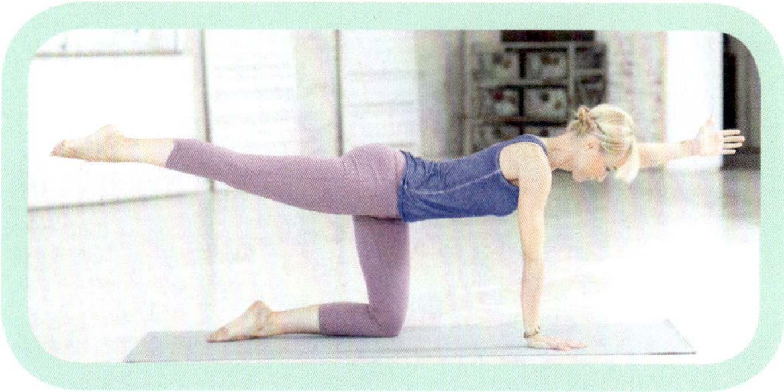

Streckende Katze – Länge schaffen

1. Bringen Sie Ihre Wirbelsäule im Vierfüßlerstand in eine neutrale, gerade Position. Drücken Sie die linke Hand mit gestrecktem Arm gegen das leicht angehobene rechte Knie. Erhöhen Sie über einige Atemzüge hinweg langsam den Druck und spüren Sie, wie sich die Wirbelsäule von der Basis ausgehend in die Länge streckt.
2. Strecken Sie den linken Arm horizontal nach vorn (Daumen nach oben) und das rechte Bein horizontal nach hinten. Machen Sie sich so lang wie möglich. Das verleiht Ihrer Schulter mehr Bewegungsfreiheit.
3. Führen Sie nun in dieser gestreckten Haltung kleine schnelle Hackbewegungen mit Handkante und Fuß aus.
4. Bevor Sie die Übung mit der anderen Seite wiederholen, lockern Sie die Wirbelsäule über einige Atemzüge mit der Übung »Geschmeidige Katze« (siehe Seite 32).

Effekt

Arbeiten die Muskeln harmonisch zusammen und unterstützen sich gegenseitig, dann reduziert sich der Druck auf die einzelnen Gelenkflächen. Die Wirbel und das Kreuzbein »schweben«, bildlich gesprochen, von Muskeln aufgespannt und gehalten über den darunterliegenden Gelenkflächen. Im ersten Teil der Übung (Hand am Knie) aktivieren Sie die tief liegende Rumpfmuskulatur. Die Wirbelsäule wird durch den Druck der Hand gegen das Knie in die Länge gezogen. Im zweiten Teil (lange Streckung) werden die tiefen Muskeln des Rückens und Rumpfes selbst aktiv, um die Wirbelsäule von der Basis ausgehend in die Länge zu ziehen. Der dritte Teil (Hacken) bereitet die Muskeln darauf vor, diese Länge auch während komplexer Bewegungen zu erhalten.

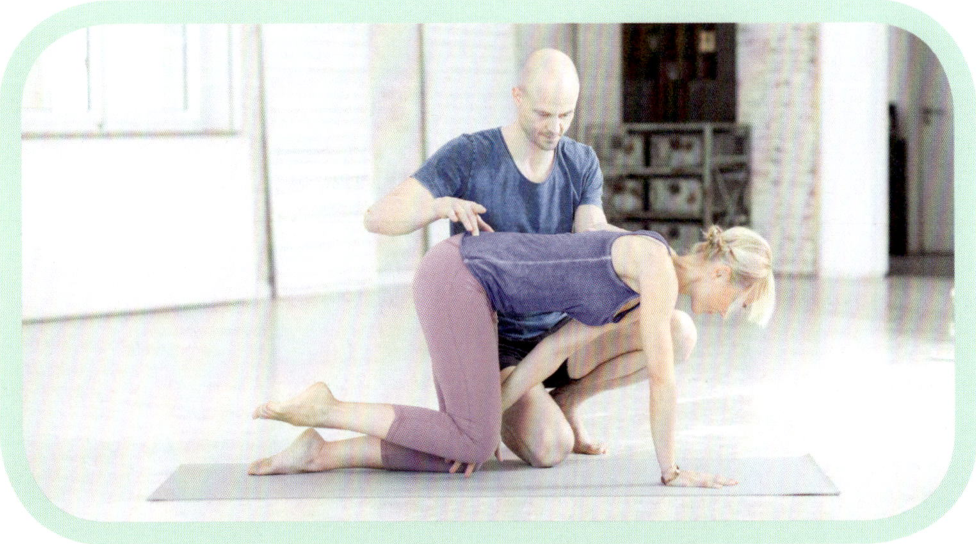

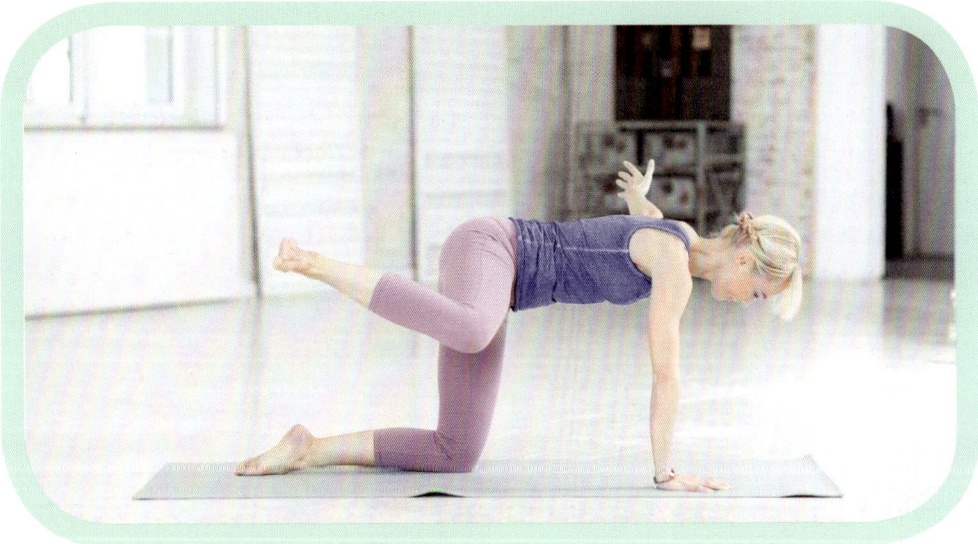

Krokodil – lodernde Verschraubung

1. Aus der gleichen Ausgangsposition, dem Vierfüßlerstand, pressen Sie die linke Handfläche an die Innenseite des rechten, leicht angehobenen Knies, der linke Arm ist wie bei der vorhergehenden Übung gestreckt. Achten Sie dabei darauf, dass Ihr Rücken in seiner Neutralposition, also gerade und horizontal, bleibt. Auch Schultergürtel und Beckenachse bleiben annähernd parallel zueinander und zum Boden. Erhöhen Sie erneut langsam über einige Atemzüge hinweg den Druck des Knies nach innen, gegen die gleichzeitig nach außen drückende Hand. Bei dieser Übung können Sie die entstehende seitliche Weite im Iliosakralgelenk gut wahrnehmen.
2. Heben Sie linken Arm und rechtes Knie zu den Seiten nach außen. Versuchen Sie dabei, möglichst präzise mit Hand und Knie neben Schulter und Becken zu bleiben – Oberschenkel und Arm sind also parallel zum Boden. Auch in dieser Position sollte die Wirbelsäule annähernd ihre Ausgangsposition beibehalten, während Sie einige Atemzüge lang ganz bewusst Arm und Knie von sich weg strecken.
3. Zum Abschluss vervollständigen Sie auch diese Übung mit kleinen schnellen Hackbewegungen von Hand und Knie. Danach kommen Sie zurück in den Vierfüßlerstand.
4. Zum Lockern der Wirbelsäule führen Sie wieder die Übung »Geschmeidige Katze« (siehe Seite 32) aus, bevor Sie das Ganze mit der anderen Seite wiederholen.
5. Auch nach dem Seitenwechsel lockern Sie sich mit der Übung »Geschmeidige Katze« im Atemrhythmus.

Effekt

Das Iliosakralgelenk verbindet beidseitig das Kreuzbein mit den Beckenschaufeln (Darmbein). Während die Übung »Streckende Katze« eher den Spielraum in der Längsachse förderte, kultiviert diese Übung den Raum zur Seite hin. Probieren Sie die beiden Übungen am besten gleich aus und genießen Sie das wohlig weiche und starke Gefühl an der Basis Ihrer Wirbelsäule.

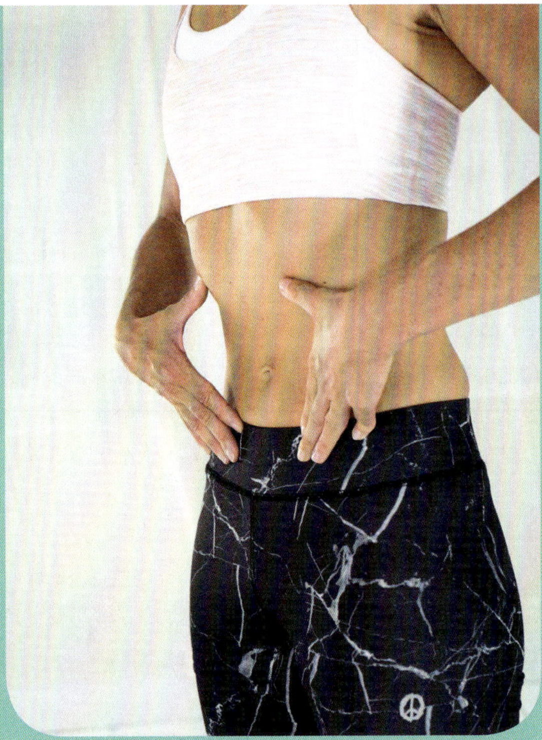

Scheibchenweise

Die Bandscheiben stützen und entlasten

Die Eigenschaften der Wirbelsäule vereinen Festigkeit und Dynamik. Dabei spielen die Bandscheiben eine entscheidende Rolle. Lernen Sie, Ihre Wirbelsäulengesundheit präventiv zu fördern und entwickeln Sie nach einem Bandscheibenvorfall wieder Vertrauen in Ihren Rücken.

Ein genialer Trick der Natur

Die Natur hat uns Menschen für Bewegung vorgesehen und unseren Körper so geformt, dass er in seinem natürlichen Zustand über elegante Stärke verfügt. Gleichzeitig wirken jedoch bei jeder Bewegung, sogar schon beim simplen Stehen, überraschend starke Kräfte. Würden diese Kräfte ausschließlich durch Druck übertragen, sähen wir vermutlich ganz anders aus: Wir wären klobige, pyramidenförmige Kolosse mit massiver Basis. Solch eine Konstruktion stünde aber jeder Dynamik im Wege.

Die Natur bedient sich deshalb eines Tricks: Sie wandelt Druckkräfte in Zugkräfte um. So kann mit relativ wenig Eigengewicht ein leicht federndes und gleichzeitig stabiles Gebilde entstehen. Wir kennen das Prinzip von einer Fahrradnabe, die mittels Speichen in eine Felge eingespannt ist.

Bei der Umwandlung von Druck in Zug übernehmen die Bandscheiben eine Schlüsselrolle. So tragen sie wesentlich zur dynamischen Stärke der Wirbelsäule bei. Die Bandscheiben liegen wie flache Kissen zwischen den einzelnen Wirbelkörpern. Sie bestehen aus einem mehrschichtigem Faserring und einem weichen Gallertkern. Kommt Druck auf die Längsachse der Wirbelsäule, wie beispielsweise beim Stehen, so entsteht eine vertikale Belastung auf die Bandscheiben. Der Gallertkern wird plattgedrückt, doch der Faserring hält ihn zusammen. Der Druck wird also in Zugkraft umgewandelt. Im Ergebnis kann die Wirbelsäule flexibel und leicht sein, zugleich aber auch immense Kräfte aufnehmen.

Bandscheiben atmen mit jeder Bewegung mit

Die Bandscheiben selbst sind, zumindest beim Erwachsenen, nicht durchblutet. Alle erforderlichen Nährstoffe erhalten sie durch ein Druck-Zug-Walk-Prinzip:

- **Druck:** Beim Runden des Rückens oder bei Längsdruck werden die Bandscheiben ausgewrungen. So können sie Stoffwechselendprodukte abgeben.

- **Zug:** Bei Rückbeugen oder auch Längszug entfernen sich die Wirbelkörper voneinander und die Bandscheiben erhalten mehr Raum. So können sie sich mit nährstoffreicher Gewebeflüssigkeit vollsaugen.

- **Walken:** Die Bandscheiben atmen buchstäblich mit jeder Bewegung und werden dadurch ständig geknetet und durchgewalkt.

Umgekehrt ist es leicht vorstellbar, dass die Bandscheiben bei zu wenig Bewegung zunehmend spröde werden. Wenn dem so ist, kann ein Moment des Drucks genügen, meist ausgelöst durch eine starke Rundung der Wirbelsäule oder durch schweres Heben, dass ein Faserring reißt. Ein Teil des Gallertkerns tritt aus. Drückt der Kern dann auf einen Nerv, so entstehen bohrende, oft im Nervenverlauf weit ausstrahlende Schmerzen.

Drei überraschende Fakten zum Bandscheibenvorfall

- Bewegungsdruck ist der Auslöser, aber nicht die Ursache für einen Vorfall. Ganz im Gegenteil: Bandscheiben brauchen dringend und immerzu Bewegung. Diese soll auch ausdrücklich den runden Rücken mit einschließen. Nur so kann die Bandscheibe »atmen« und sich mit Nährstoffen versorgen.

- Der Bandscheibenvorfall selbst verursacht im Normalfall keine Schmerzen, da Bandscheiben nicht innerviert sind. Ein Großteil der Betroffenen bemerkt einen Bandscheibenvorfall nicht einmal. Schmerzen treten nur dann auf, wenn der Vorfall auf einen Nerv drückt.

- Ein Bandscheibenvorfall schmerzt nicht im Rücken, sondern meist im Bein. 90 Prozent aller Bandscheibenvorfälle betreffen die Lendenwirbelsäule. Die hier austretenden Nerven versorgen die Beine. Der Schmerz wird folglich im Bein wahrgenommen. Im Extremfall zeigen sich sogar Lähmungen.

Regelmäßige Bewegung inklusive Vor- und Rückbeugen sind deshalb optimal, um einem Bandscheibenvorfall vorzubeugen.

Yogatherapie bei einem Bandscheibenvorfall

Besteht bereits ein Bandscheibenvorfall, dann ist in vielen Fällen keine Operation notwendig. Nur wenn der Vorfall so stark auf einen Nerv drückt, dass dieser geschädigt wird, ist eine OP empfehlenswert – vor allem, wenn Lähmungen im Bein auftreten. Solange das nicht eintritt, kann sich der Vorfall oft durch gezielte Übungen zurückbilden. Dabei sind drei Prinzipien wesentlich:

- **Druck vermeiden:** Da bei einem Vorfall der Faserring teilweise geplatzt oder gerissen ist, sollte der Betroffene nun Druck auf die Bandscheiben weitgehend meiden. Bei jeder Rundung des Rückens könnte der Gallertkern weiter herausgedrückt werden.

- **Länge schaffen:** Entfernen sich die Wirbelkörper dagegen voneinander, wie etwa bei Längszug oder moderaten Rückbeugen, so entsteht in der Bandscheibe ein Unterdruck. Dieser saugt hervorgetretenes Material zurück. Was noch vom Bandscheibenvorfall übrig bleibt, wird vom Körper resorbiert. Dank der Heilkraft der Natur schließt sich der Faserring mit der Zeit wieder.

- **Eine starke Mitte:** Unsere Körpermitte ist von drei Muskel-Faszien-Schichten ringförmig umgeben. Wir können diese Schichten in eine dynamische Spannung bringen, indem wir die darin befindlichen Muskeln kräftigen. Der entstehende ringförmige Zug komprimiert gewissermaßen unsere Körpermitte. Ähnlich wie der Druck auf einen Luftballon diesen oval verformt, schiebt der Zug der Ringmuskulatur die Wirbelsäule von innen heraus in die Länge. Der Druck zwischen den Wirbeln auf die Bandscheiben reduziert sich. So erhalten diese auch bei Bewegungen genügend Raum.

Konkret heißt das, dass ein Bandscheibenvorfall keineswegs das Ende der Yogapraxis bedeuten muss und soll. Mit etwas Geduld bildet sich der Vorfall wieder völlig zurück. Auf lange Sicht können auch Positionen, die den Rücken stärker fordern, durchaus wieder praktiziert werden.

Fünf Übungen für gesunde Bandscheiben

Die folgende Übungssequenz konzentriert sich auf die Lendenwirbelsäule, wo Bandscheibenschäden am häufigsten auftreten. Sie erfahren, wie Sie gezielt Ihre Körpermitte kräftigen und dadurch Stabilität gewinnen können. Gleichzeitig lernen Sie, die gesamte Länge der Wirbelsäule auszunutzen und auf diese Weise den Druck auf die Bandscheiben zu reduzieren. Durch die Muskel-Faszien-Umhüllung gehalten, beginnen die Wirbel übereinander zu »schweben«.

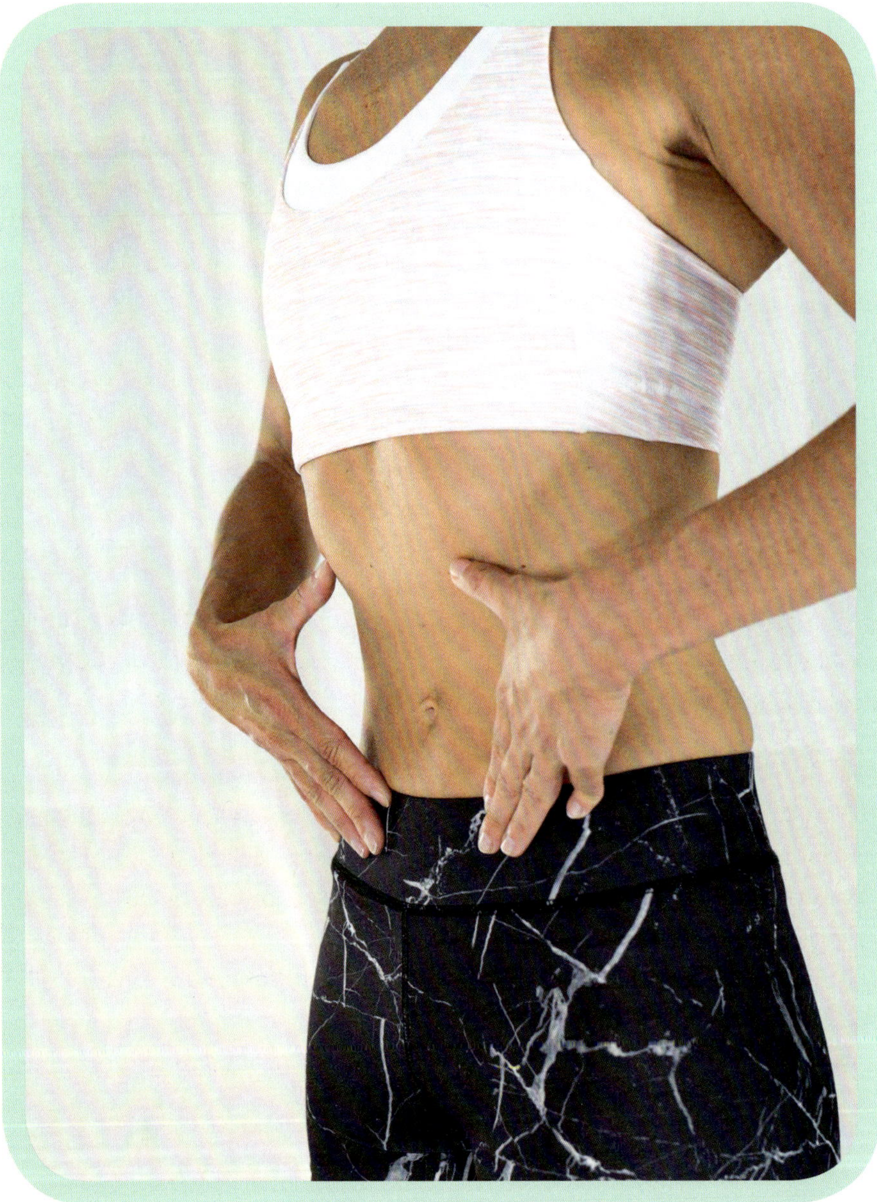

Kapalabhati für die Körpermitte im Stehen

1. Beginnen Sie im Stand oder aufrecht sitzend. Legen Sie Ihre Hände so auf den Bauch, dass die Daumen die unteren Rippenbögen berühren und die Finger etwa auf Höhe des vorderen oberen Darmbeinstachels [*Spina iliaca anterior superior*] sind. Sie finden den vorderen oberen Darmbeinstachel ganz einfach, indem Sie Ihre Hände seitlich von oben auf den Beckenkamm [*Crista iliaca*] legen, und mit den Fingern den Beckenkamm nach vorn tasten. Er endet in einer kleinen Kante – dem vorderen oberen Darmbeinstachel.
2. Atmen Sie stoßartig mit einem Ruck aus und ziehen Sie dabei bewusst und kräftig den Bauch nach innen. Das funktioniert am besten, indem Sie allein durch die Kraft Ihrer Vorstellung die schräge Bauchmuskulatur [*Musculus obliquus abdominis externus* und *Musculus obliquus abdominis internus*] aktiv verstärken. Diese verläuft wie ein X jeweils vom Daumen der einen Hand zu den Fingern der anderen Hand.
3. Atmen Sie passiv ein, indem Sie die Luft natürlich einströmen und den Bauch dabei locker nach vorn fallen lassen. Atmen Sie eine Weile mit diesen schnellen und kraftvollen Ausatemstößen, bis Sie die Anstrengung bemerken.

Effekt

Spüren Sie, wie die kraftvollen Stöße der Atmung an der Wirbelsäule ankommen, denn eine stoßweise Aktivität der tiefen Bauchmuskulatur schiebt die Bauchorgane schwungvoll nach hinten. An der Wirbelsäule wird dieser Aufprall in eine Längsbewegung umgeleitet. So entsteht Raum für die Bandscheiben. Gleichzeitig kräftigt diese Übung die Körpermitte auf eine für die Bandscheiben schonende Weise.

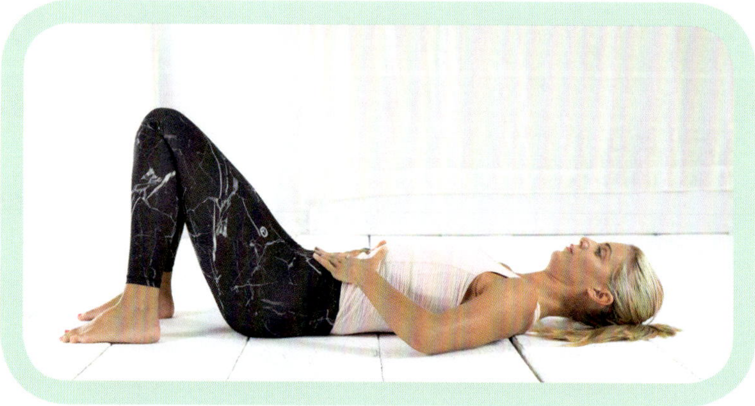

Kapalabhati für die Körpermitte in verschiedenen Körperlagen

1. Führen Sie die vorhergehende Übung anschließend in der Rückenlage durch, um die schrägen Bauchmuskeln nun aus einem anderen Winkel zu aktivieren.
2. Danach versuchen Sie es in Bauchlage. Hier hebt sich der Bauch beim Ausatmen vom Boden ab und fällt bei der Einatmung passiv wieder zurück.
3. Abschließend können Sie die Übung noch im Vierfüßlerstand durchführen – mit den Händen auf dem Boden, versteht sich. Hier ziehen die überkreuz verlaufenden Muskeln aktiv nach oben und werden besonders effektiv gefordert.

Effekt

Durch die unterschiedlichen Positionen lernen Sie, die schräge Bauchmuskulatur ganz gezielt anzusteuern. Davon profitieren Sie nicht nur bei der Yogapraxis, sondern auch im Alltag.

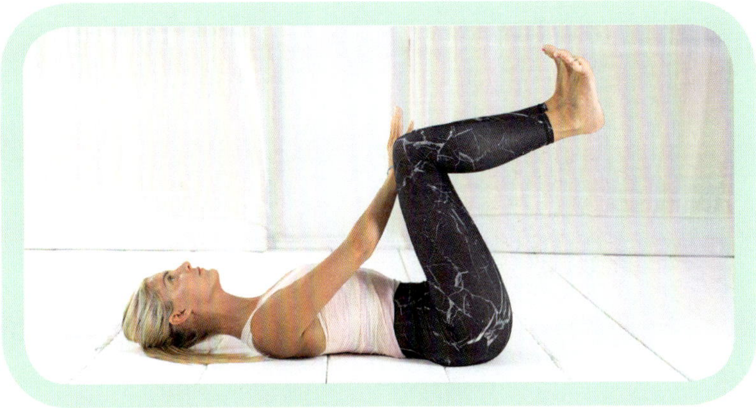

Press-Crunches – Länge schaffen durch Gegendruck I

1. Legen Sie sich auf den Rücken und heben Sie die Beine an. Ober- und Unterschenkel bilden einen rechten Winkel, sodass sich die Knie über den Hüften befinden. Die Schulterblätter und der Kopf bleiben auf dem Boden.
2. Drücken Sie mit der rechten Hand fest gegen das linke Knie und widerstehen Sie dem Druck aktiv. Spüren Sie, wie das die diagonal verlaufenden Bauchmuskeln aktiviert? Dabei kommt auf der rechten Seite der äußere schräge Bauchmuskel [*Musculus obliquus abdominis externus*], auf der linken Seite der innere schräge Bauchmuskel [*Musculus obliquus abdominis internus*] zum Einsatz.
3. Halten Sie die Spannung einige ruhige Atemzüge lang, dann wiederholen Sie die Übung mit der anderen Seite.
4. Zum Abschluss drücken Sie mit beiden Händen von vorn/oben auf das jeweilige Knie. Beobachten Sie, wie der Bauch auch hier aktiv wird und die Lendenwirbelsäule schon allein durch die Hebelwirkung an Länge gewinnt.

Effekt

Insbesondere bei einem akuten Bandscheibenvorfall müssen Sie eine Rundung des Rückens vermeiden. Gleichzeitig sollte die Körpermitte gestärkt werden. Da viele klassische Bauchmuskelübungen den Rücken runden, kommen sie bis zur Genesung nicht infrage. Mit dieser Übung bauen Sie Kraft auf, ohne die Bandscheiben zu belasten.

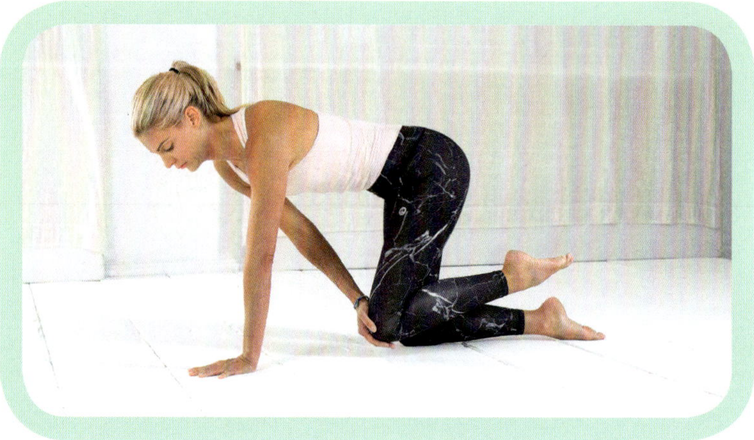

Press-Katze – Länge schaffen durch Gegendruck II

1. Heben Sie im Vierfüßlerstand Ihr linkes Knie leicht und pressen Sie mit der rechten Hand von vorn fest dagegen. Wieder spüren Sie die Aktivität der diagonal verlaufenden Bauchmuskulatur. Achten Sie bei der Übung darauf, Ihren Rücken möglichst gerade zu halten, also weder ein Hohlkreuz noch einen Katzenbuckel zu machen.
2. Machen Sie einige ruhige Atemzüge, während Sie die Spannung halten oder sogar noch erhöhen. Dann wiederholen Sie die Übung auf der anderen Seite.

Effekt

Die seitlichen schrägen Bauchmuskeln (*Musculus obliquus abdominis internus* und *Musculus obliquus abdominis externus*) sind für einen gesunden Rücken weitaus wichtiger als die geraden Bauchmuskeln. Durch den diagonalen Druck bei dieser Übung werden sie wirksam aktiviert. Die äußere schräge Bauchmuskulatur spricht dabei auf der Seite des Arms, die innere auf der Seite des Beines an. Beim Wechsel der Seiten wechselt somit auch die Spannung der jeweiligen Schichten. Die Schichten rutschen übereinander. So verbessern Sie die Zusammenarbeit beider Muskeln beziehungsweise Schichten mit jeder Übung.

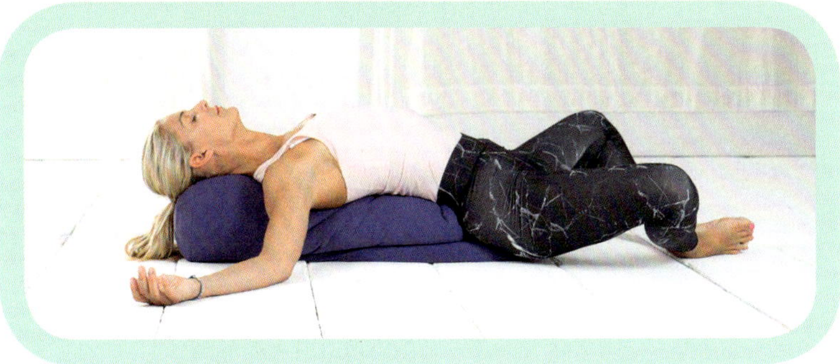

Passive Rückbeuge mit Bolster – den Bandscheiben Raum geben

1. Nach der Kräftigung geht es nun in die wohlverdiente Entspannung und Lockerung. Dabei lassen Sie die Schwerkraft für sich arbeiten. Legen Sie sich längs auf ein Yoga-Bolster oder eine zum Wulst gefaltete Decke. Ihr Kreuzbein sollte am aufsteigenden Ende des Bolsters anliegen, die Haut des Gesäßes knapp davor den Boden gerade noch berühren. Achten Sie darauf, dass Ihre Sitzhöcker [*Tuber Ishiatica*] kein Gewicht tragen. So entsteht ein angenehmer Längszug auf die Wirbelsäule. Wenn der Nacken in der Haltung unangenehm spannt, legen Sie ein zusätzliches Kissen unter den Kopf. Optional können Sie die Beine mit den Fußsohlen zusammenlegen. Mehr Zug auf die Wirbelsäule entsteht meist durch locker gestreckt liegende Beine. Daher ist dies die effektivere Ausführung.
2. Breiten Sie die Arme entspannt zu den Seiten aus und genießen Sie, wie die Schwerkraft Ihre Wirbelsäule langzieht.

Effekt

Robin McKenzie, der Pionier der modernen Bandscheibentherapie, hat als Erster beobachtet, dass Menschen mit Bandscheibenvorfällen durch sanfte, passive Rückbeugen oft eine Linderung erfahren. Sein Erklärungsansatz ist, dass sich durch die Rückbeuge die Wirbelkörper voneinander entfernen. Dadurch entsteht ein Unterdruck in den Bandscheiben und das beim Vorfall ausgetretene Material wird zurückgesogen. Wie auch immer die anatomischen Prozesse im Detail aussehen: In jedem Fall funktioniert die Übung gut und unterstützt die Heilung nach einem Bandscheibenvorfall hervorragend.

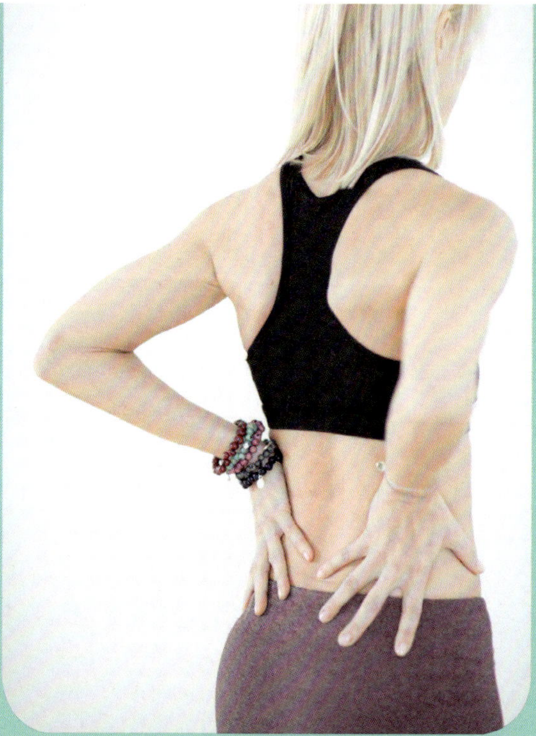

Dauerbrenner

Volkskrankheit Rückenschmerzen

Über 60 Prozent der Erwachsenen litten in den vergangenen 12 Monaten unter Rückenschmerzen. Der untere Rücken und insbesondere die Lendenwirbelsäule ist für viele Menschen manchmal oder dauerhaft eine Problemzone. Die richtigen Übungen entspannen diese Körperpartie nicht nur, sondern kräftigen sie auch und machen sie für die Zukunft widerstandsfähiger.

Vielfältige Ursachen für Rückenschmerzen

Yoga richtet uns auf allen Ebenen sprichwörtlich auf, schenkt uns ein besseres Körpergefühl und zugleich innere Balance. Gerade bei Rückenschmerzen ist dieser ganzheitliche Ansatz der Schlüssel zum Erfolg. So werden einerseits körperliche Blockaden gelöst, Verkrampfungen gelockert und schwache Muskeln gestärkt. Gleichzeitig steht aber auch die Psyche im Fokus, die bei herkömmlichen Behandlungen leider häufig vernachlässigt wird.

Beschwerden am unteren Rücken sind nicht nur sehr weit verbreitet, sie haben auch ganz vielfältige Ursachen: Über 90 Prozent sind überwiegend funktioneller Natur. Ihre Ursache liegt also in einer Dysfunktion rings um die Lendenwirbel, das Kreuzbein und die Iliosakralgelenke. Das Spektrum umfasst simple Verspannungen der tiefen Rückenmuskeln, aber auch chronische Verhärtungen oder Verklebungen in den Faszien. Beides kann mit den folgenden Übungen gut behandelt werden.

Doch die Beschwerden können auch von arthrotischen Gelenkveränderungen kommen. Häufig sind hiervon die kleinen Gelenke, die die Wirbel miteinander verbinden (Facettengelenke), betroffen. Deutlich seltener sind Bandscheibenvorfälle die Ursache für Rückenschmerzen. Einbrüche der Wirbelkörper kommen bei Osteoporose vor. Deshalb und auch nach Unfällen ist es wichtig, dass Sie nicht sofort eifrig mit Übungen beginnen. Klären Sie vorab unbedingt mit Ihrem behandelnden Arzt, welche Art von Übungen in Ihrem individuellen Fall und in der momentanen Situation besonders geeignet sind – und welche nicht.

So kann die vorliegende Übungsreihe beispielsweise ein perfektes Training für einen schon länger zurückliegenden Bandscheibenvorfall sein, wohingegen Ihr Rücken im akuten Stadium etwas ganz anderes braucht.

Warum Yogatherapie hier besonders gut wirkt

Ist diese medizinische Abklärung erfolgt, dann ist es außerdem wichtig und heilsam, selbst Verantwortung zu übernehmen und ein Verständnis für die Vorgänge im eigenen Körper zu erlangen. Neuere Studien haben eindrucksvoll gezeigt, wie wirksam diese Eigeninitiative für den Heilprozess ist. Das Motto könnte hier lauten: Handeln statt sich nur behandeln lassen.

Ein wichtiges Kennzeichen der Yogatherapie ist es, die gesunde Funktion des jeweiligen Systems zu unterstützen und zu fördern. Das erreichen wir durch ein ausgewogenes Zusammenspiel von Faszientraining, Übungen zur Lockerung und Entspannung sowie kräftigenden Elementen. Letztere sind im Fall der Lendenwirbelsäule besonders wichtig, um dieser stark belasteten Partie mehr Halt und Stabilität zu verleihen. Auch ein vollkommen gesunder Rücken profitiert von diesem Übungskonzept – hier lautet das Motto dann nicht Yogatherapie, sondern eher Prävention und Gesunderhaltung.

Ein Gedanke ist mir dabei ganz wichtig: Yoga bedeutet für mich in erster Linie, im Hier und Jetzt, in der Lebendigkeit anzukommen. Zu dieser Lebendigkeit gehört es nicht nur, sich enthusiastisch für die eigene Gesundheit einzusetzen (zum Beispiel indem Sie diese Sequenz dreimal pro Woche üben), sondern auch eine völlige Akzeptanz dessen, was im Augenblick ist – das kann auch Schmerz sein. Anstatt also nur das Ziel der möglichst baldigen und vollständigen Heilung im Blick zu haben, geht es vor allem darum, neugierig zu erforschen und zunächst ergeben hinzunehmen, was in Ihrem Körper vorgeht. Egal, was Sie beim Üben in kurzer Zeit oder vielleicht auch nur langsam erreichen: Sie können sicher sein, etwas Gutes für sich zu tun.

Sieben Übungen für eine gesunde Lendenwirbelsäule

Die folgende Übungsreihe beginnt mit einer Faszienübung, gefolgt von lockernden Übungen. So lösen sich Verspannungen und Blockaden. Die Kräftigung der tiefen Rumpfmuskulatur steht im Zentrum des letzten Drittels dieser Sequenz.

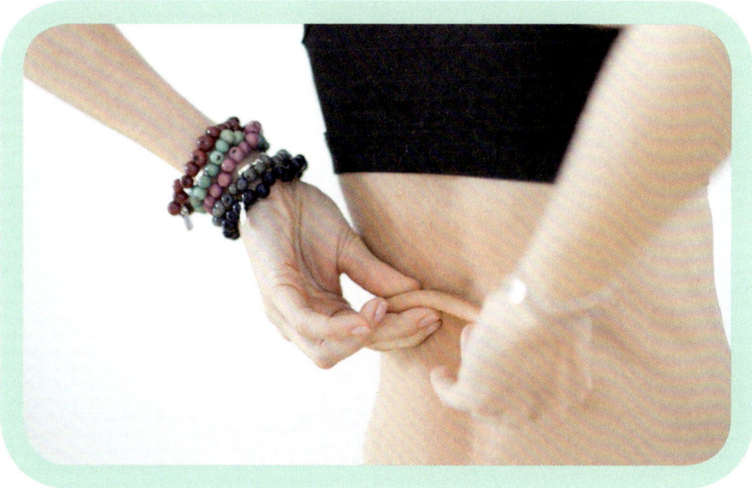

Längsfriktion und Faszienliften – Faszien zum Wohlfühlen

1. Legen Sie beide Hände auf den unteren Rücken, die Finger nach unten weisend und die kleinen Finger möglichst nah beieinander. Reiben Sie so schnell wie möglich mit den Händen gegenläufig auf und ab, bis sich wohlige Wärme in den Händen und am Rücken ausbreitet.
2. Kneifen Sie anschließend mit Daumen und Fingern in die oberste Hautschicht über der Lendenwirbelsäule und den langen Rückenmuskeln. Ziehen Sie diese Schicht sanft vom darunterliegenden Muskel weg und lassen Sie diese Hautfalte mit krabbelnden Fingern von oben nach unten und wieder zurückrollen.

Effekt

Dicht unter der Haut liegt die *Fascia thoracolumbalis*, die sogenannte Rumpf-Lenden-Faszie. Sie leitet Kräfte aus dem gesamten Körper um. Die reibende Erwärmung macht diese Bindegewebsschicht flexibel und elastisch. Das anschließende Anheben der oberen Hautschichten erzeugt einen kleinen Unterdruck an der Faszie. So wird sie mit nährender Gewebsflüssigkeit umspült. Rückenschmerz entsteht häufig aus den Schmerzrezeptoren dieser Faszie. Eine geschmeidige und gut ernährte Faszie ist daher die beste Basis für einen Rücken, der sich gut anfühlt.

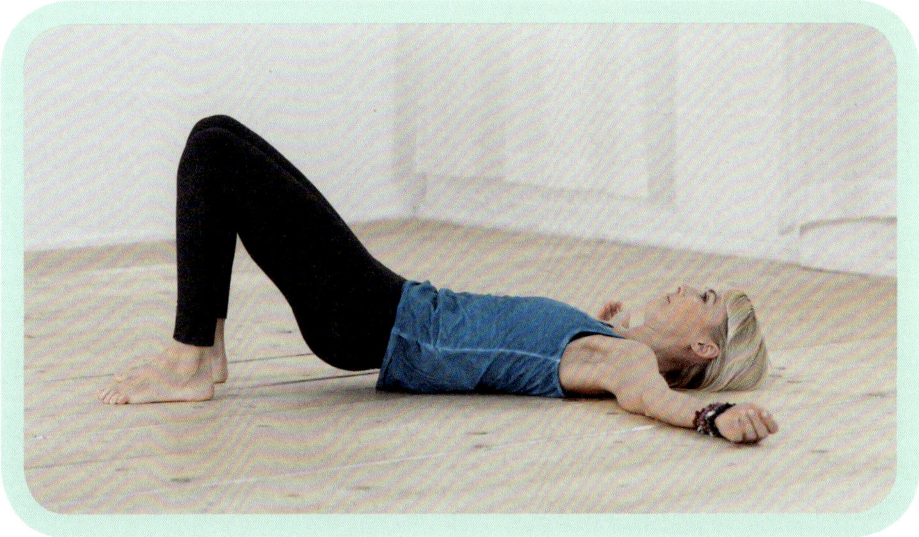

Iliosakrale Impulse

1. Legen Sie sich mit dem Rücken auf einen möglichst angenehm warmen Boden. Stellen Sie Ihre Füße hüftbreit auseinander und dicht am Becken auf. Sie blicken entspannt zur Decke, die Arme sind rechts und links zur Seite ausgebreitet, die Handflächen zeigen nach oben und beide Schulterblätter haben flächigen Kontakt zum Boden.
2. Heben Sie das Gesäß nur wenige Zentimeter an und lassen Sie es wieder völlig entspannt auf den Untergrund fallen. Dieses kleine Anheben und möglichst passive Absenken wiederholen Sie in schneller, lockerer Folge. Bewegen Sie Ihr Becken beim Anheben und Fallenlassen etwas von der einen zur anderen Seite, sodass es sich ähnlich wie ein springender Ball auf dem Boden hin und her bewegt.

Effekt

Diese Übung entspannt verkrampfte Muskeln und gibt den Gelenken des Rückens und des Iliosakralgelenks eine passive Mobilisation. So kann sich Gelenkflüssigkeit gut verteilen und die Knorpeloberfläche schmieren. Während die Schwerkraft die Wirbel im Alltag, also in aufrechter Haltung, meist aufeinanderdrückt, verlängert sich hier die Wirbelsäule auf sanfte Weise und die Bandscheiben erhalten Raum zum »Atmen«.

Krokodil – drehen und entspannen

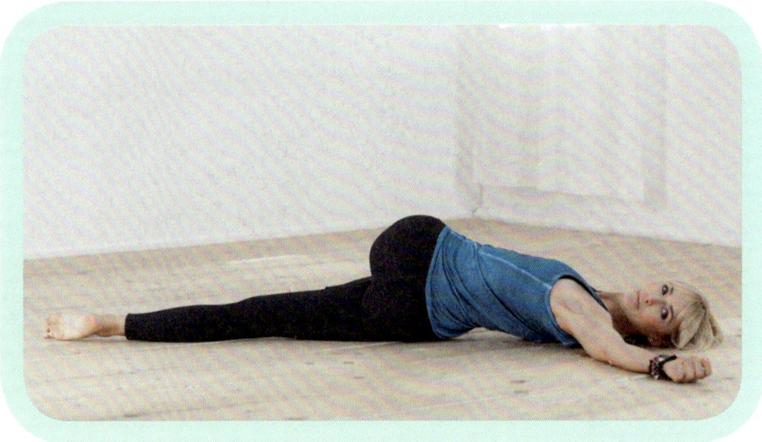

1. Beginnen Sie in der gleichen Ausgangsposition wie zuvor: Rückenlage mit aufgestellten Beinen. Versetzen Sie Ihr Becken ein wenig nach links.
2. Strecken Sie das rechte Bein aus und lassen Sie das linke angewinkelte Bein über das rechte Bein hinweg Richtung Boden sinken. Es muss den Boden nicht vollständig erreichen. Die linke Schulter darf leicht vom Boden abheben. Finden Sie eine Balance zwischen Bein und Schulter. Es geht primär um die Drehung in der Wirbelsäule. Um die Drehung noch zu intensivieren, können Sie Ihre rechte Hand aufs linke Knie legen und den Kopf nach links drehen.
3. Lassen Sie den Atem ruhig und gleichmäßig fließen und beobachten Sie, wie Ihr Körper immer ein wenig mehr in die Drehung und Dehnung hineinsinkt.
4. Wiederholen Sie die Übung auf der anderen Seite: Strecken Sie das linke Bein und lassen Sie das rechte angewinkelte Bein nach links Richtung Boden sinken. Legen Sie nach Belieben die linke Hand aufs rechte Knie und drücken Sie dieses sanft nach unten. Drehen Sie den Kopf nach rechts und lassen Sie den Körper eine Weile in die Drehung sinken.

Effekt

Die einzelnen Wirbel werden von kleinen Muskeln (*Musculi multifidii*) stabilisiert. Die meiste Zeit des Tages halten sie die Wirbelsäule statisch. Durch diese stetige Anspannung können sie verkrampfen und die Blutversorgung abschnüren. Die Folge ist ein tiefer, brennender Schmerz, der durch die fest aneinander gepressten kleinen Wirbelgelenke (Facettengelenke) verstärkt wird. Mit dieser Drehübung kommt Bewegung in die einseitig belasteten Muskeln. Verspannungen werden buchstäblich aus dem Rücken herausgewrungen.

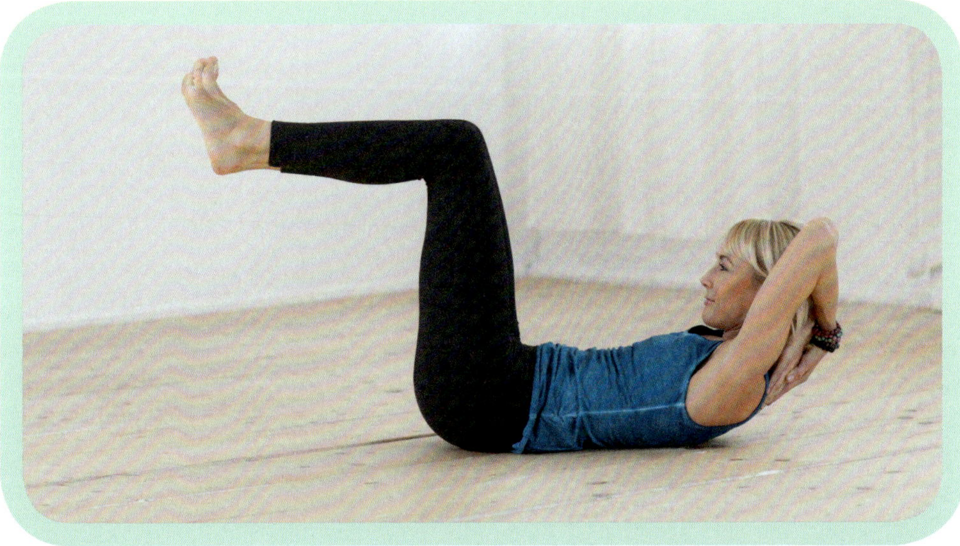

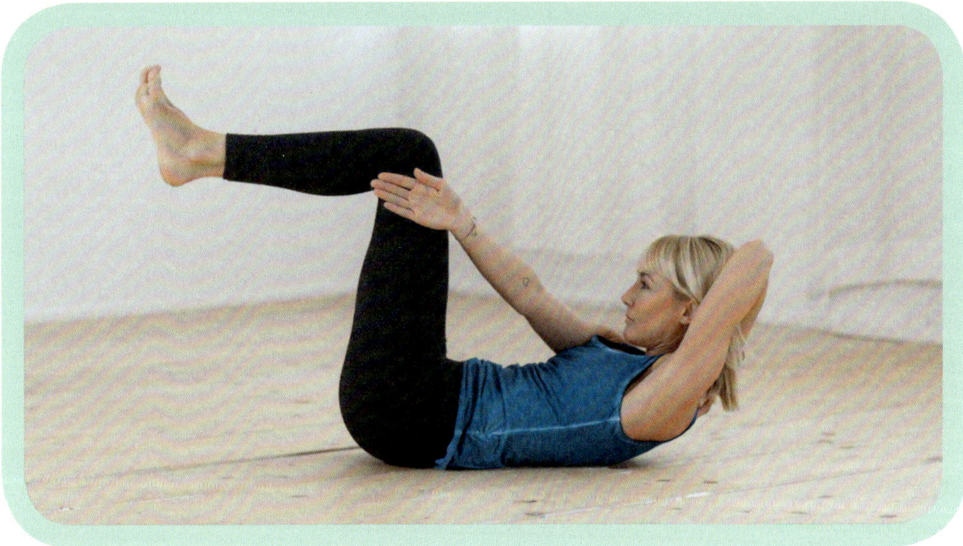

Diagonale Crunches – eine starke Mitte

1. Legen Sie sich auf den Rücken und heben Sie die Beine an. Ober- und Unterschenkel bilden einen rechten Winkel, sodass sich die Knie über den Hüften befinden. Schieben Sie die Fußballen von sich weg. Legen Sie die Handflächen übereinander zwischen die Schulterblätter, sodass Ihr Kopf auf den Unterarmen ruht.
2. Mit der nächsten Ausatmung aktivieren Sie die geraden Bauchmuskeln und heben Sie das Brustbein Richtung Decke. Der Nacken bleibt entspannt, der untere Rücken hat Kontakt mit dem Boden. Halten Sie die Position einige gleichmäßige Atemzüge lang.
3. Aus dieser Haltung schieben Sie mit der Einatmung die rechte Hand diagonal an die Außenseite des linken Oberschenkels. Der Blick folgt dem Arm.
4. Mit der nächsten Ausatmung kehren Sie zurück in die mittige Position mit beiden Händen zwischen den Schulterblättern.
5. Mit der nächsten Einatmung führen Sie die linke Hand außen neben den rechten Oberschenkel.
6. Diesen Wechsel wiederholen Sie in einem ruhigen Atemrhythmus, bis Sie ein wohliges Brennen in den seitlichen tiefen Bauchmuskeln wahrnehmen. Achten Sie darauf, dass der untere Rücken immer den Kontakt zur Matte behält und beide Schulterblätter auch während des Seitenwechsels vom Boden abgehoben bleiben.

Effekt

Beim diagonalen Schieben werden die schrägen Bauchmuskeln aktiviert. Auf der höheren Seite kommt vor allem das äußere Blatt (*Musculus obliquus abdominis externus*), auf der zugewandten Seite vor allem das mittlere Blatt (*Musculus obliquus abdominis internus*) zum Einsatz. Beide Muskeln liegen in demselben Faszienzug, der spiralig den gesamten Rumpf umhüllt. Die Faszie des äußeren Blattes beginnt an den Dornfortsätzen der Wirbelsäule. Sie verläuft diagonal bis zur Mittellinie, kreuzt dort im Zickzack zur Gegenseite und wird zur mittleren Schicht. Diese setzt sich bis zu den Querfortsätzen der Wirbelsäule an der Gegenseite weiter. Vom Querfortsatz zum Dornfortsatz wird die Kraft über die Wirbelkörper übertragen. So umhüllen die Faszien der seitlichen schrägen Bauchmuskeln beziehungsweise deren Faszienzüge unseren Rumpf. Gemeinsam mit den Muskeln geben sie uns ringsum Halt und stabilisieren die Bauchorgane. Indem die schrägen Bauchmuskeln gekräftigt werden, bekommt die Lendenwirbelsäule mehr Stabilität.

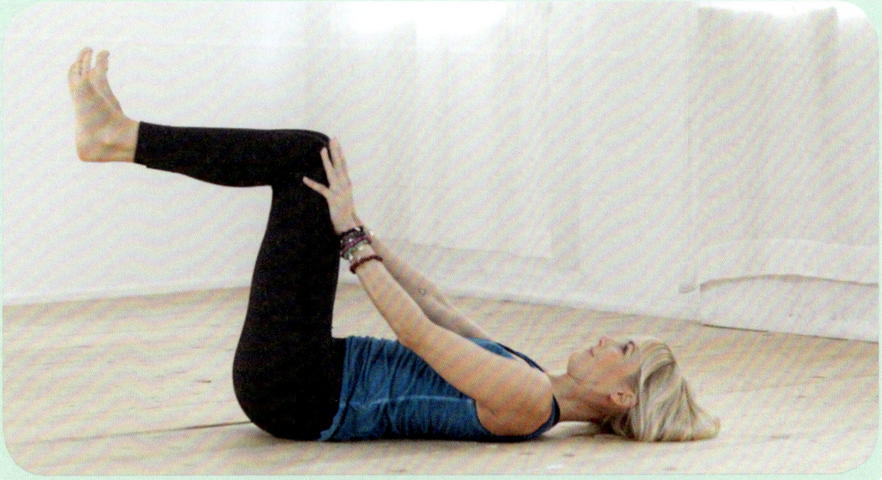

Push and Pull

1. Legen Sie sich auf den Rücken und heben Sie die Beine an. Ober- und Unterschenkel bilden einen rechten Winkel, sodass sich die Knie über den Hüften befinden.
2. Legen Sie die Hände auf die Knie und drücken Sie Hände und Oberschenkel aktiv gegeneinander. Achten Sie darauf, dass der untere Rücken immer Bodenkontakt hat. Die Lendenwirbelsäule hat hier nicht ihre übliche Innenkurve. Ziehen Sie zugleich die Region um den Bauchnabel aktiv nach innen. Der Bauch soll sich also während des Druckes nicht vorwölben. Halten sie diese Position für einige ruhige Atemzüge.

Effekt

Der Druck der Hände gegen die Knie aktiviert nicht nur die Bauchmuskeln, er zieht auch die Lendenwirbelsäule in die Länge. Genau dieser Umlenkmechanismus findet bei gesunden Bauchmuskeln durch die Zwerchfellatmung statt. Sind die Bauchorgane durch die umhüllenden Bauchmuskeln stabilisiert, findet die zentrale Muskel-Sehnen-Platte (das Zwerchfell) ein stabiles Widerlager. Dann ziehen die Ränder des Zwerchfells mit jedem Atemzug die Lendenwirbelsäule in die Länge. Die Kräftigung der Bauchmuskeln mindert den Druck auf die Lendenwirbelsäule.

Becken-Lifts – noch eine Schicht tiefer

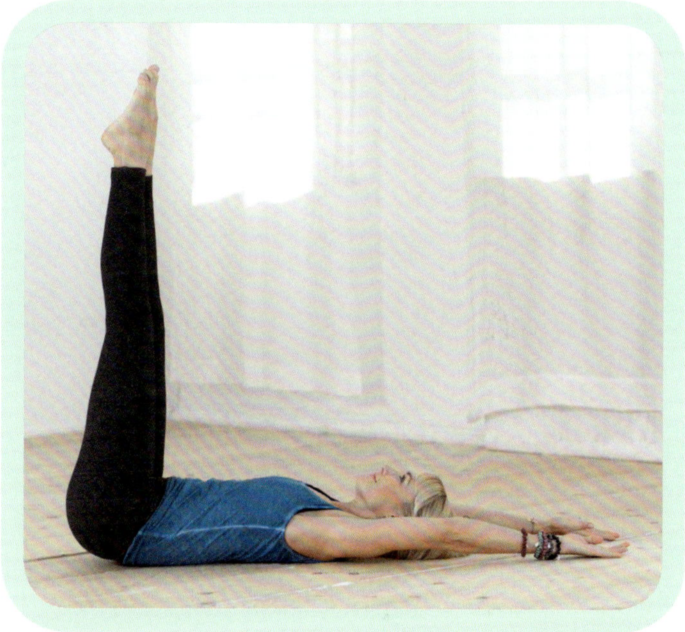

1. Nachdem die vorherigen Übungen die oberste und mittlere Schicht der umhüllenden schrägen Bauchmuskeln (*Musculus obliquus abdominis internus* und *externus*) aktiviert (und vermutlich erschöpft) haben, wenden Sie sich nun der tiefsten Schicht (*Musculus transversus abdominis*) zu. Dazu strecken Sie die Beine senkrecht nach oben. Der Kopf liegt möglichst entspannt auf der Matte, die Arme sind nach hinten ausgestreckt mit zur Decke gewandten Handflächen.
2. In dieser Haltung schieben Sie jeweils mit der Ausatmung die Füße Richtung Decke und heben das Becken somit leicht an. Nehmen Sie dazu keinen Schwung, sondern versuchen Sie, die Kraft komplett aus den Bauchmuskeln zu holen. Die Beine bleiben senkrecht über dem Becken und sollen nicht nach vorn oder hinten kippen. Das Heben des Beckens fällt bei Ungeübten nur ganz dezent aus, dennoch werden Sie die Arbeit der tiefen Bauchmuskeln deutlich wahrnehmen können.
3. Wiederholen Sie diese Becken-Lifts, bis sich ein wohliges Brennen im Bauchraum einstellt.

Effekt

Die tiefste Schicht der Bauchmuskeln (*Musculus transversus abdominis*) ist mit die wichtigste Muskelgruppe für einen gesunden Rücken. Bei fast jeder Bewegung wird dieser Muskel als Erstes aktiviert, um die nötige Stabilität in der Körpermitte zu gewährleisten. Mit dieser Übung aktivieren Sie genau diese tiefste Muskelschicht und fördern so deren essenzielle stabilisierende und längende Funktion.

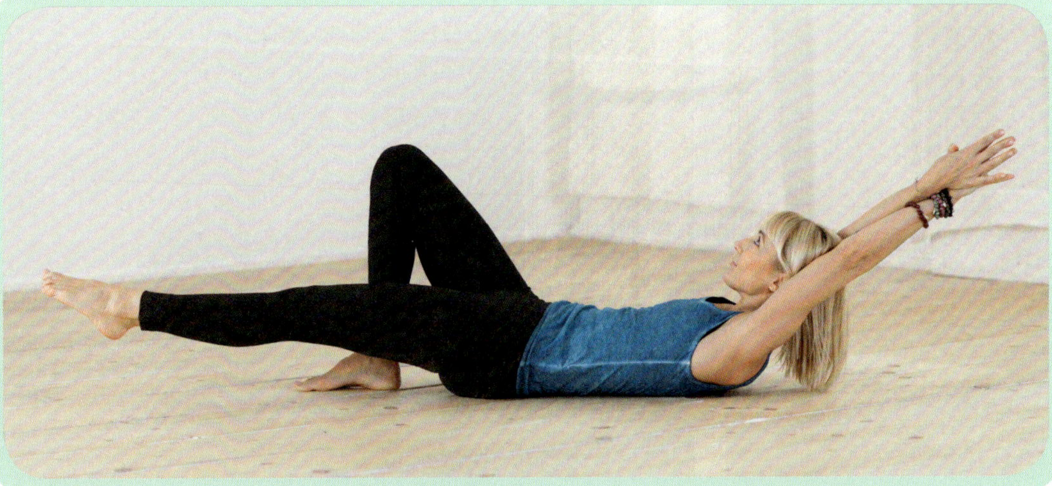

Schiffchen – nur für athletische Yogis

1. Stellen Sie die Füße auf, hüftweit auseinander und nah am Gesäß. Strecken Sie die Arme schräg nach hinten oben, kreuzen Sie die Arme und falten Sie dann die Hände (Handflächen zueinander). Stützen Sie den Kopf auf die Oberarme.
2. Rollen Sie sich mit den Händen beginnend bis über die Schulterblätter nach oben. Achten Sie darauf, dass die Lendenwirbelsäule immer festen Kontakt zum Boden hat.
3. Strecken Sie nun ein Bein langsam dicht über dem Boden nach vorn aus. Aktivieren Sie alle drei Schichten der seitlichen Bauchmuskeln (*Musculus obliquus abdominis internus, externus* und *Musculus transversus abdominis*), um den festen Kontakt der Lendenwirbelsäule zum Boden zu erhalten.
4. Halten Sie diese Position nach Möglichkeit einige Atemzüge lang.
5. Legen Sie den Körper wieder ganz ab, entspannen Sie kurz und wiederholen Sie die Übung mit dem anderen Bein.

Effekt

Das ist sicher eine Übung für Fortgeschrittene. Wer mit der Bauchmuskulatur so viel Stabilität in seinem Rumpf aufbauen kann, der bringt die besten Voraussetzungen mit, auch in anspruchsvollen Körperhaltungen der Yogapraxis die Länge der Lendenwirbelsäule zu erhalten. Auch für alle Armbalancen sowie den Handstand ist die Festigkeit der Körpermitte essenziell.

Steigerung

Sollte Ihnen auch diese Übung noch leichtfallen, können Sie das zweite Bein parallel zum ersten knapp über dem Boden nach vorn schieben.

Vorsicht

Sobald die Lendenwirbelsäule beginnt, vom Boden abzuheben, sind die Bauchmuskeln erschöpft und Sie sollten die Übung abbrechen.

Ausklang mit iliosakralen Impulsen und Krokodil

Nach dieser Herausforderung können Sie die ersten Übungen nochmals wiederholen und so die gekräftigte Körpermitte wieder lockern. Enthusiasmus und Durchhaltevermögen werden sich bezahlt machen: An den folgenden Tagen zeigt Ihnen ein wohlig stabilisierendes Ziehen rund um Ihre Körpermitte, dass diese sich anpasst. Sie waren aktiv und Ihr Körper reagiert darauf. Um eine langfristige Änderung zu erzielen, sollten Sie die Übungssequenz mindestens dreimal pro Woche ausführen. Sie werden überrascht sein, wie gut sich der Rücken anfühlen kann und was mit dieser geschmeidigen und starken Mittelpartie alles möglich ist.

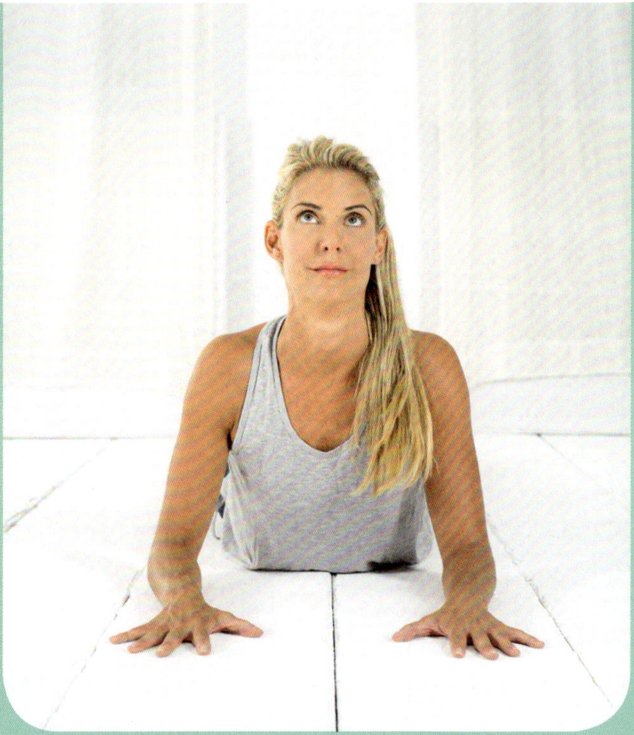

Zentralperspektive

Die Brustwirbelsäule als Stütze des Herzzentrums

Die Brustwirbelsäule spielt eine zentrale Rolle beim Zusammenspiel der Körperregionen: Nicht selten haben Rückenschmerzen ihre Ursache in einer unbeweglichen oder zu stark gekrümmten Brustwirbelsäule. Therapeutische Yogaübungen können hier Abhilfe schaffen.

Die Brustwirbelsäule in der Schwerkraft

Da sie ohnehin den am wenigsten beweglichen Teil unserer Wirbelsäule darstellt, tritt nur ein sehr geringer Prozentsatz der Rückenschmerzen im Bereich der Brustwirbelsäule auf: etwa fünf Prozent. Dennoch erfüllt diese Partie für die Körperstatik eine wichtige Aufgabe. Wird sie dieser Aufgabe nicht gerecht, führt das häufig zu Problemen an anderer Stelle.

Die Ursachen können unterschiedlich sein, entscheidend jedoch ist die Krümmung. Die Brustwirbelsäule ist im Gegensatz zur Lendenwirbelsäule von Natur aus sanft nach außen gewölbt. Mangelt es an Bewegung in diesem Bereich, so verkümmert die umliegende Muskulatur. Der konstante Zug der Schwerkraft bewirkt dann häufig, dass sich die Brustwirbelsäule immer weiter krümmt und verformt – es bildet sich ein Rundrücken, umgangssprachlich ein Buckel oder fachsprachlich eine Kyphose. Bereits in der Wachstumsphase kann man eine solche Krümmung entwickeln. Bei dem als Morbus Scheuermann bekannten Krankheitsbild wachsen die Wirbelkörper sogar keilförmig. So stehen sie von vornherein in einem ungünstigen Winkel zur Schwerkraft und die Krümmung verstärkt sich über die Jahre oft noch weiter. Wenn schließlich im höheren Lebensalter die Knochendichte abnimmt (Osteoporose), drückt die Schwerkraft auf die vorderen Kanten der Brustwirbel. Diese geben dem Druck nach und verformen sich. Wieder ist die Folge eine stärkere Krümmung der Brustwirbelsäule.

Ziel 1: Aufrichtung

Egal ob beim Heranwachsenden, Erwachsenen oder im hohen Alter: Wenn die Brustwirbelsäule sich krankhaft zu krümmen beginnt, gleichen wir das mit einer Bewegung der Halswirbelsäule aus. Schließlich möchten wir weiterhin den Blick horizontal nach vorn ausrichten. In der Folge wandert der Kopf nach vorn. Anstatt sich senkrecht über der Halswirbelsäule zu befinden, wirkt er nun wie ein Hebel. Um dagegenzuhalten, müssen die Nackenmuskeln unablässig arbeiten. Die Folge sind hartnäckige Verspannungen und Verhärtungen. Daher ist es ein wichtiges Prinzip der Yogatherapie, einer übermäßigen Krümmung der Brustwirbelsäule entgegenzuwirken und die Wirbelsäule beim Aufrichten zu unterstützen.

Ziel 2: Beweglichkeit

Schon im gesunden Zustand ist die Brustwirbelsäule der am wenigsten bewegliche Bereich unseres Rückens: Hier entsteht erst Bewegung, wenn wir uns intensiv körperlich betätigen. Doch genau das kommt im Alltag nicht oft vor. So verliert die Brustwirbelsäule immer weiter an Flexibilität, was unter anderem gravierende Folgen für den unteren Rücken hat: Je steifer der Brustraum wird, desto mehr Bewegung muss die Lendenwirbelsäule ausgleichend übernehmen. Durch diese übermäßige Belastung können also in der Lendenwirbelsäule Beschwerden entstehen, obwohl die Ursache weiter oben liegt. Erschwerend kommt hinzu, dass eine zunehmende Krümmung der Brust auch die Schulterblätter nach vorn gleiten lässt. Aus dieser Lage können sie sich bei einer ausgreifenden Armbewegung nicht mehr optimal mitbewegen. Heben wir einen Arm, kommt der Oberarm dem Schulterdach gefährlich nahe. Deshalb macht sich eine verminderte Beweglichkeit der Brustwirbelsäule oft auch mit Schulterschmerzen bemerkbar. Das zweite Ziel von therapeutischen Übungen heißt also: mehr Mobilität für die Brustwirbelsäule!

Die Brustwirbelsäule ist der unbeweglichste Teil des Rückens – und genau deshalb braucht sie Bewegung.

Fünf Übungen für eine gesunde Brustwirbelsäule

Auch wenn Sie keinen ausgeprägten Rundrücken oder akute Beschwerden im oberen Rücken haben, gibt es genügend Gründe, dieser Körperpartie etwas mehr Aufmerksamkeit zu schenken. Die folgenden Übungen verhelfen Ihnen zu mehr Flexibilität und einer aufrechten Körperhaltung.

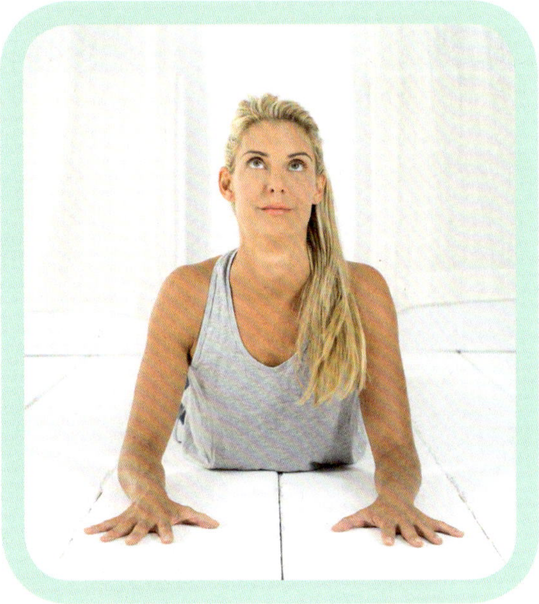

Sphinx

1. Aus der Bauchlage heben Sie mit der Einatmung den Oberkörper an und stützen sich stabil auf die Unterarme, die Hände liegen flach auf dem Boden, die Finger gespreizt. Der Kopf ist so weit angehoben, dass der Blick nach schräg oben geht. Die Brust ist abgehoben, die Rippenbögen bleiben aber am Boden. Ziehen Sie die Ellenbogen Richtung Hüften, sodass die Brustwirbelsäule den Großteil der Mobilität übernimmt.
2. Weiten Sie mit jeder Einatmung bewusst Ihren Herzraum nach vorn, während Sie beim Ausatmen den Bereich zwischen den Schulterblättern bewusst nach innen ziehen. So intensiviert sich die Rückbeuge mit jedem Atemzug weiter. Spüren Sie, wie Sie so durch die Kraft des Atems mehr Mobilität in Ihrer Brustwirbelsäule entwickeln. Genießen Sie dieses Dehnen und Weiten, bis Sie keinen Zuwachs an Mobilität mehr wahrnehmen (normalerweise fünf bis 15 Atemzüge lang).

Effekt

Diese Übung mobilisiert gezielt die Brustwirbelsäule und schenkt ihr mehr Länge. Gleichzeitig können Hals- und Lendenwirbelsäule Entlastung finden.

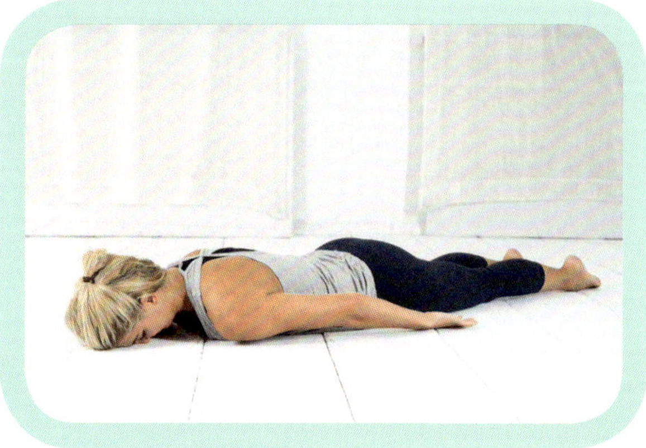

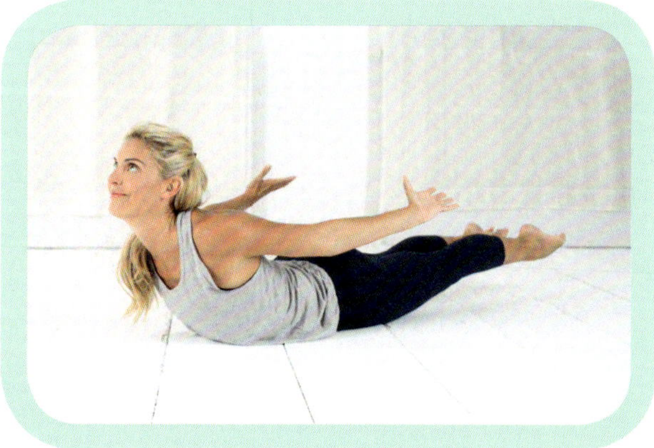

Cliff Jumper

1. Sie beginnen in der Bauchlage. Die Arme liegen neben dem Körper. In der Ausgangsposition berühren Stirn und Handrücken den Boden.
2. Heben Sie mit der Einatmung Ihren Oberkörper an, sodass eine sanfte Rückbeuge entsteht. Die Handflächen weisen weiterhin nach oben.
3. Die Beine gestreckt vom Boden abheben. Achten Sie darauf, dass die Bewegung in der Brustwirbelsäule entspringt.
4. Beim Ausatmen senken Sie den Körper langsam zurück in die Ausgangsposition: Stirn und Handrücken berühren kurz den Boden, mit der Einatmung von vorn beginnen.
5. Wiederholen Sie diese dynamische Abfolge, bis Sie die Muskulatur zwischen den Schulterblättern angenehm, aber deutlich wahrnehmen können.

Effekt

Diese Übung kräftigt den geraden Rückenstrecker und fördert eine aufrechte Korperhaltung. Sie ist besonders wirkungsvoll, wenn eine gekrümmte, einsinkende Körperhaltung bereits Beschwerden im Bereich der Halswirbelsäule verursacht.

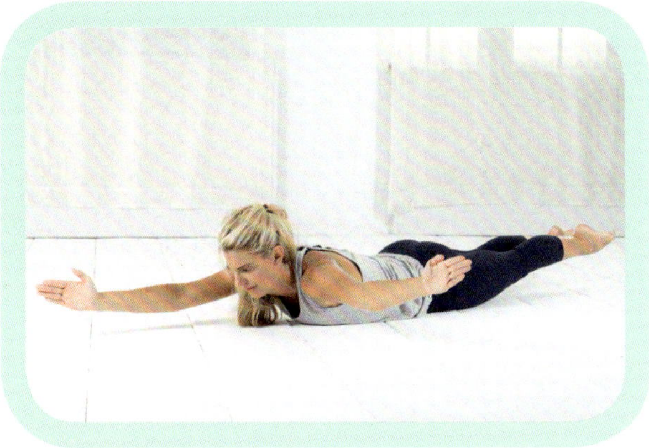
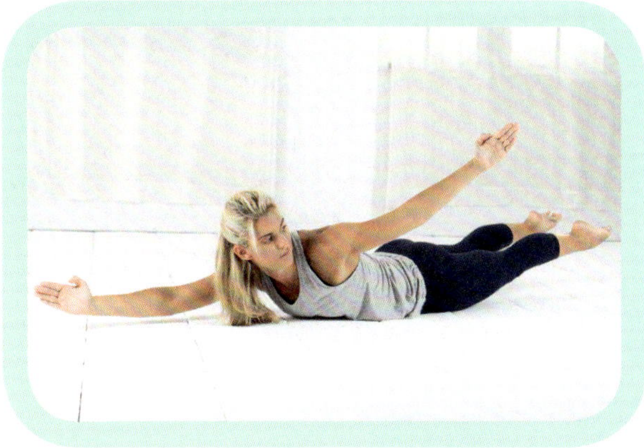

Einflügelige Heuschrecke

1. Sie beginnen erneut in der Bauchlage. Strecken Sie den rechten Arm am Kopf vorbei gerade nach vorn, den linken etwa rechtwinklig zur Seite, die Daumen zeigen nach oben. Der Kopf ist leicht angehoben, Blick zum Boden oder schräg nach vorn.
2. Mit der nächsten Einatmung heben Sie beide Beine und Arme vom Boden ab. Gleichzeitig drehen Sie den Oberkörper nach links und oben, sodass Kopf und Blick der linken Hand folgen. Heben Sie den linken Arm soweit wie möglich vom Boden ab, aber weiterhin in Höhe des Schultergürtels, er soll nicht Richtung Hüfte ausweichen. Die Übung ist eine Rotation in der Brustwirbelsäule.
3. Beim Ausatmen senken Sie Arme, Beine und Kopf wieder bis knapp über dem Boden ab und wechseln die Armhaltung: linker Arm nach vorn, rechter zur Seite. Von hier aus beginnt mit der nächsten Einatmung die Drehung nach rechts.
4. Diese dynamische Abfolge wiederholen Sie, bis Sie die Aktivität der Muskelpartie zwischen den Schulterblättern deutlich wahrnehmen können.

Effekt

Diese Übung kräftigt gezielt die Muskeln zwischen den Schulterblättern und mobilisiert die Brustwirbelsäule. Sie ist daher besonders effektiv, wenn die nach vorn gleitenden Schulterblätter die Beweglichkeit der Arme einzuschränken drohen oder bereits Schmerzen im Bereich der Schultern verursachen.

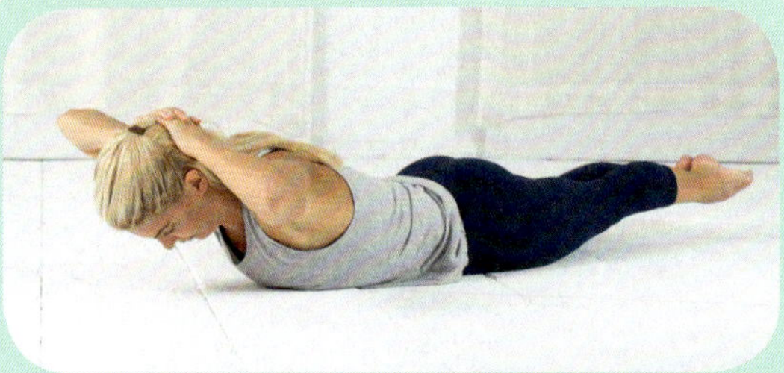

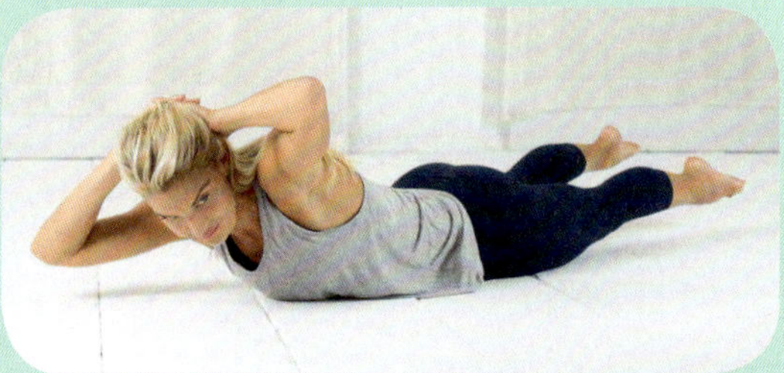

Fuchur

1. Verschränken Sie in der Bauchlage die Finger am Hinterkopf. Heben Sie die gestreckten Beine und den Oberkörper mitsamt Ellenbogen vom Boden ab. So erzeugen Sie Spannung im gesamten rückwärtigen Faszienstrang.
2. Aus dieser Ausgangshaltung drehen Sie mit einer Einatmung den linken Ellenbogen nach oben. Die Bewegung geht wieder von der Brustwirbelsäule aus. Die Hände am Hinterkopf helfen Ihnen dabei, den Nacken lang zu lassen, den Kopf also nicht zu weit zu heben, und bewusst eine Rotation der Brustwirbelsäule herbeizuführen.
3. Beim Ausatmen senken Sie den Ellenbogen wieder. Mit der nächsten Einatmung heben Sie den anderen Ellenbogen. Diese dynamische Abfolge wiederholen Sie im Atemrhythmus, bis Sie die Mobilisierung und Kräftigung in der Brustwirbelsäule deutlich wahrnehmen können.

Effekt

Die Übung mobilisiert die Brustwirbelsäule und kräftigt zugleich die tiefste Partie des Rückenstreckers (*Musculus erector spinae*) und die Drehmuskeln (*Musculi rotatores brevi et longi*) im Bereich der Brustwirbelsäule. Das ist besonders hilfreich, wenn sich im eigentlichen Bereich der Brustwirbelsäule Beschwerden zeigen.

Alternative

Statt wie ein Flugzeugpropeller zu rotieren, können Sie bei angehobenem Oberkörper auch Wischerbewegungen ausführen. Ziehen Sie den Ellenbogen nicht nach oben, sondern nach außen und hinten, als wollten Sie die Ellenbogen zu den Oberschenkeln führen.

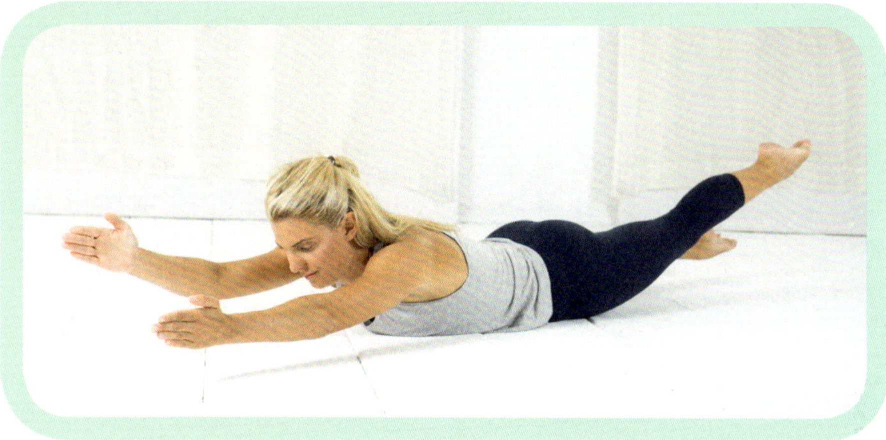

Schwimmer

1. Strecken Sie aus der Bauchlage Ihre Arme weit nach vorn, Daumen nach oben.
2. Mit einer Einatmung heben Sie Arme, Brust und Beine leicht an. Dabei achten Sie darauf, den Kopf in Verlängerung der Wirbelsäule zu halten, also mit Blick zum Boden.
3. Atmen Sie ruhig weiter, während Sie schnelle kleine Hackbewegungen der Arme und Beine ausführen. Arme und Beine heben und senken sich gegenläufig, also rechter Arm und linkes Bein hoch, linker Arm und rechtes Bein runter.
4. Diese Bewegungen setzen Sie so lange fort, bis Sie eine leichte Ermüdung der Rückenmuskeln wahrnehmen.

Effekt

Durch die schnellen Bewegungen und die abrupten Richtungswechsel sind die tiefen Rückenmuskeln koordinativ gefordert und stabilisieren die Wirbel gegeneinander. Das Arbeiten über die Diagonale aktiviert die Muskeln auf eine sehr natürliche Weise. Das hilft besonders, wenn die Beschwerden von der Brust- in die Lendenwirbelsäule ausstrahlen.

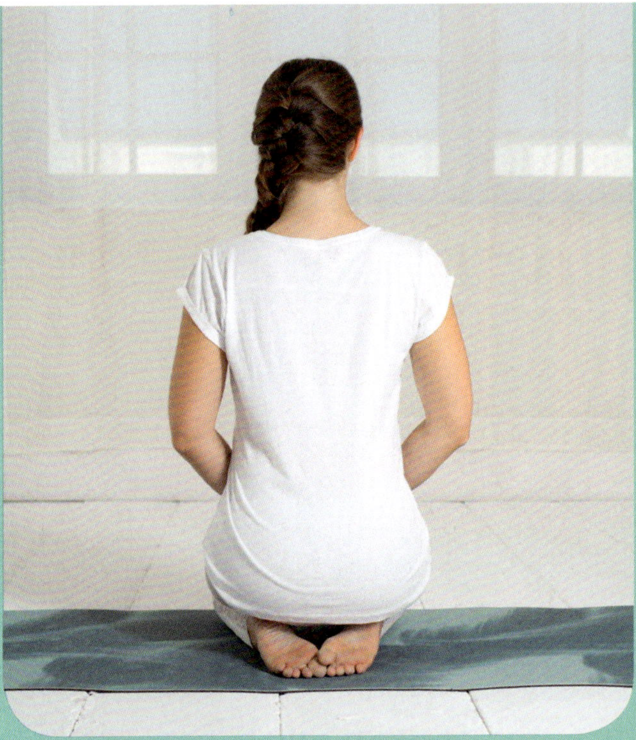

Kopf hoch

Mehr Lockerheit für Nacken und Halswirbelsäule

Der sprichwörtliche »steife Hals« ist für viele Menschen fast schon ein Dauerzustand – kein Wunder in unserem oft bewegungsarmen und stressigen Alltag. Dabei braucht es oft überraschend wenig, um die Nackenmuskulatur wieder geschmeidig zu machen und Schmerzen effektiv zu lindern. Also Kopf hoch – aber richtig!

Einseitige Körperhaltung als Ursache für Beschwerden

Der Alltag vieler Menschen beinhaltet stundenlanges Sitzen am Schreibtisch. Bei einer üblichen Sitzhaltung befindet sich der Kopf etwas vor dem restlichen Rücken. Folglich balanciert er nicht mit seinem Schwerpunkt mittig auf der Halswirbelsäule, sondern muss von den Nackenmuskeln gehalten werden.

Ein Muskel, der anspannt, drückt von innen gegen seine Faszienhülle und leert damit die Blutgefäße. Neues nährstoffreiches Blut fließt nach, sobald der Muskel entspannt. Dieser als Muskelpumpe bezeichnete Mechanismus unterstützt das Herz dabei, das Blut durch den Körper zu transportieren. Den Kopf mit den Nackenmuskeln oben zu halten, kann daher auf Dauer nicht funktionieren. Das nötige Entspannen der Muskulatur fehlt und der Muskel wird zu wenig mit Blut, Nährstoffen und Energie versorgt.

Die Nackenmuskulatur reagiert, wie es für Haltemuskulatur typisch ist: Sie verspannt chronisch. Es entstehen, von außen tastbare, knotige Verhärtungen im Muskel. Diese treten besonders häufig direkt an der inneren oberen Kante (*Angulus superior*) des Schulterblattes (*Scapula*) auf. Hier entspringt der Schulterblattheber (*Musculus levator scapulae*). Der Schmerz strahlt von dort nach oben zur Schädelbasis hin aus. Die Folge können einseitige oder beidseitige Kopfschmerzen bis in die Augenbrauenregion hinein sein. Außerdem schränkt der verhärtete Muskel die Beweglichkeit des Schulterblattes ein. Verletzungen am Schultergelenk beziehungsweise der umhüllenden Muskulatur können die Folge sein.

Locker lassen allein reicht nicht aus

Im Prinzip müssten wir »nur« loslassen und die betreffenden Muskeln entspannen, um Linderung zu erfahren. Doch so einfach scheint das nicht zu sein. Eine chronisch verspannte Muskulatur verhärtet sich derart, dass sie nicht mehr ohne Weiteres loslassen kann.

Auch Dehnen hilft hier leider nicht weiter. Wir können uns den Muskelstrang wie einen Gummi mit unterschiedlich festen Anteilen vorstellen. Dehnen wir diesen Gummi, werden die bereits flexiblen Bereiche am meisten bewegt, während die verhärteten Regionen kaum Dehnung erfahren. Wir verschlimmern die Symptomatik sogar, indem wir die benachbarten Strukturen überdehnen. Viel besser ist, die Muskeln erst ordentlich zu bewegen, anzuspannen und aufzuwärmen. Im Anschluss kann dann eine effektive Dehnung erfolgen, die nach und nach selbst chronisch verhärtete Muskeln wieder lockert.

Nur stark im Team

Ein Muskel allein kann niemals eine gesunde Haltung aufrechterhalten. Erst durch den kontinuierlichen Wechsel von Anspannung und Entspannung bleibt ein Muskel gesund. Daher darf es nicht nur der Nackenmuskel sein, der den Kopf auf unserer Halswirbelsäule balanciert.

Verkrampfung und Kräftigung sind grundsätzlich verschieden. Lernt ein chronisch verkrampfter Muskel wieder anzuspannen, so lernt er auch loszulassen.

Der Nacken wird von Muskeln an der Vorderseite der Wirbelsäule [prävertebrale Muskulatur] unterstützt. Noch weiter vorn ziehen die Unterzungenmuskeln [infrahyale Muskulatur] nach unten. Der Zug nach unten wird über das obere Kopfgelenk umgeleitet und führt zu einer Aufrichtung des Hinterkopfes.

Der Schultergürtel spielt eine weitere Schlüsselrolle für einen gesunden Nacken. Viele Nackenmuskeln finden ihren Ursprung an den Schulterblättern. Kraftvoll und zugleich weich geführte Schulterblätter bilden eine Basis, auf der die Nackenmuskulatur gut arbeiten kann.

Fünf Übungen für einen geschmeidigen Nacken

Die nachfolgende Übungsreihe zeigt Ihnen, wie Sie systematisch die Nackenmuskeln erst aktivieren und allgemein in Bewegung bringen können. Zudem kräftigt sie das Team aus Hals-, Nacken und Schultergürtelmuskulatur. Das Ergebnis ist mehr Lockerheit im Nacken.

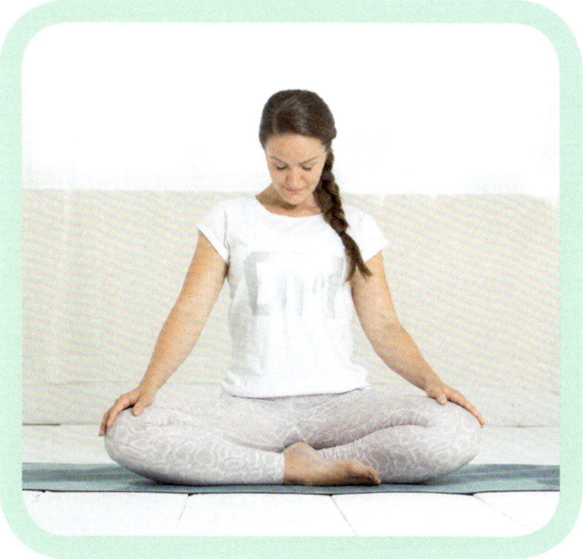

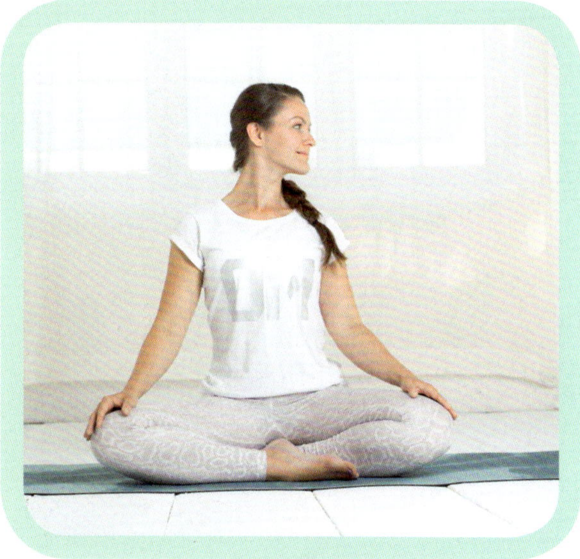

Gucker

1. Bringen Sie Dynamik in den Nacken. Beginnen Sie mit gesenktem Kopf und ziehen Sie das Kinn zur Brust.
2. Von dort aus bewegen Sie Ihr Kinn mit der Einatmung im Viertelkreis zu einer Seite, bis der Blick über die Schulter geht, und spannen dort kurz nach.
3. Beim Ausatmen kehren Sie zurück nach unten zur Mitte und mit der Einatmung führen Sie diese bogenförmige Bewegung zur anderen Seite aus.
4. Lassen Sie jeweils auch den Blick von rechts über unten nach links wandern. Wiederholen Sie die Abfolge über mehrere Atemzüge hinweg langsam und kontrolliert.

Effekt

Die kontrollierte Anspannung und Bewegung hilft der Nackenmuskulatur, als funktioneller Verbund besser zusammenzuarbeiten. Da diese Bewegung im Alltag selten ausgeführt wird, kann es im Nacken knirschen. Das macht aber nichts.

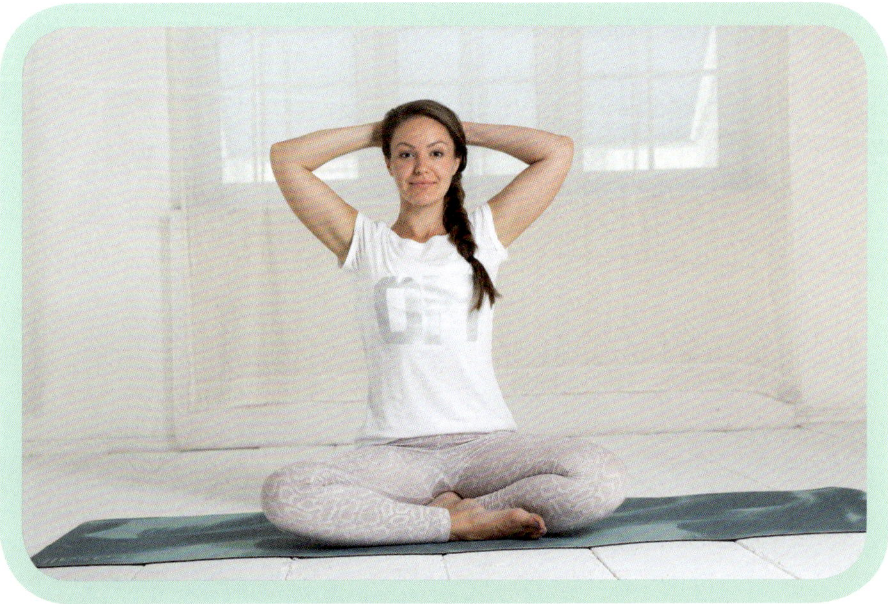

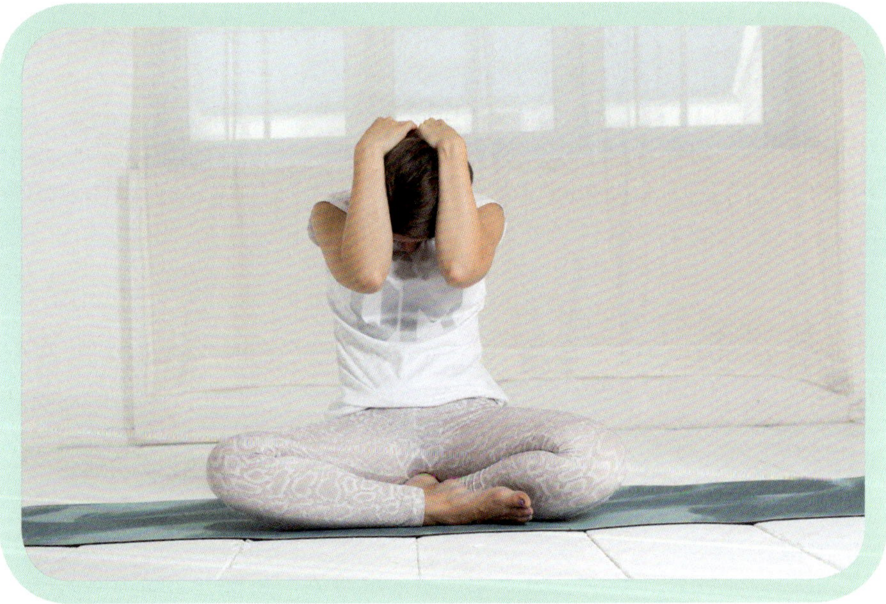

Atmung für die Nackenfaszien

Isometrische Anspannung der Nackenmuskulatur

1. Setzen Sie sich bequem, aber aufrecht hin. Legen Sie die Hände mit verschränkten Fingern an den Hinterkopf und bauen Sie beim Einatmen mit dem Kopf Druck gegen die Handflächen auf.
2. Beim Ausatmen lösen Sie den Druck. Spüren Sie, wie auf diese Weise Ihre gesamte Muskulatur im Bereich von Schultern, Nacken und oberem Rücken aktiviert wird. Genießen Sie diese Spannung fünf oder mehr Atemzüge lang.

Nackendehnung und in den Rücken atmen

1. Legen Sie beide Hände von vorn auf den Hinterkopf. Die Finger zeigen zum Nacken.
2. Ziehen Sie mit einer Ausatmung den Hinterkopf mit den Händen lang nach oben. Dabei senken Sie Ihr Kinn und runden den Rücken.
3. Vertiefen Sie Ihre Atmung: Konzentrieren Sie sich bei der Einatmung auf die Körperrückseite, bei der Ausatmung auf die Körpervorderseite. Das bedeutet: Bei der Einatmung weiten sich Flanken und oberer Rücken, bei der Ausatmung ziehen sich Oberbauch und obere Brust zusammen. Beobachten Sie, wie der dorsale (rückwärtige) Faszienzug so mehr und mehr auf Spannung kommt. Das Dehnungsgefühl verläuft von den Augenbrauen über den Nacken bis hinunter zur Beckenrückseite. Auch hier verweilen Sie fünf oder mehr Atemzüge lang.
4. Wiederholen Sie beide Übungen zwei- bis dreimal.

Effekt

Die isometrische Anspannung hilft der Muskulatur, danach besser zu entspannen. Die Kraft des Atems mobilisiert im zweiten Teil der Übung den dorsalen (auf der Körperrückseite verlaufenden) Faszienzug im Bereich des Nackens.

Hinweis

Eine isometrische Muskelanspannung liegt vor, wenn sich nur die Spannung, nicht jedoch die Länge des Muskels ändert, etwa beim Unterarmstütz. Das Gegenteil wäre das aktive Bewegen eines Körperteils gegen einen Widerstand, zum Beispiel das Heben des Beins.

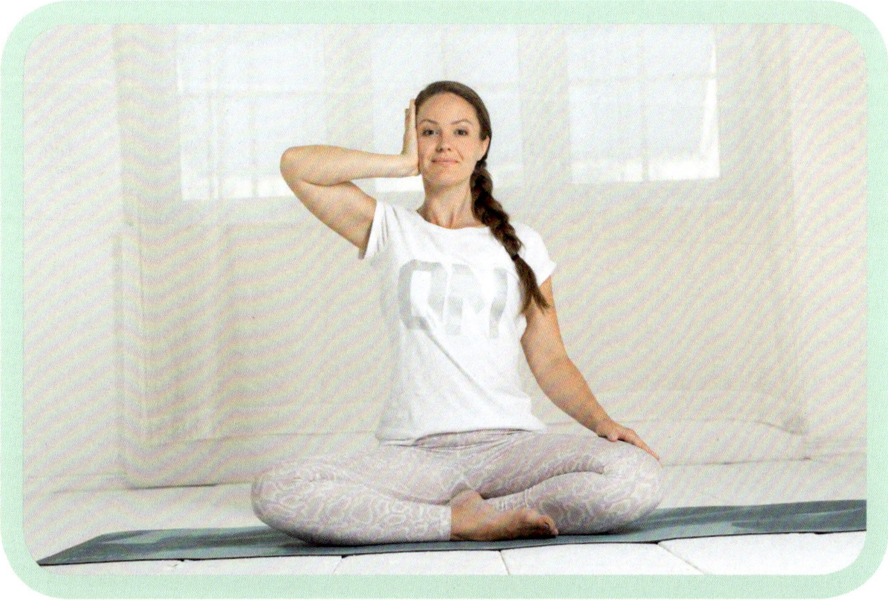

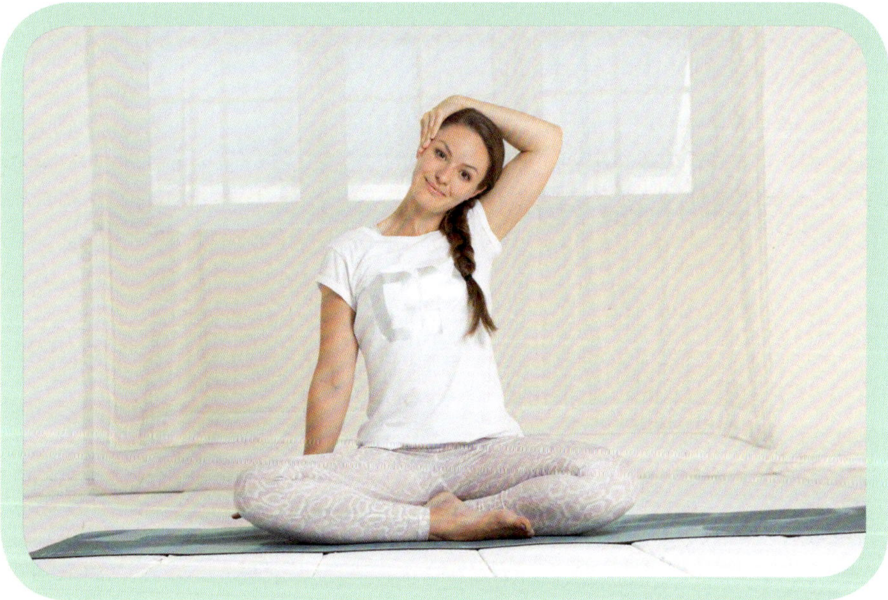

Aktivierung der seitlichen Nackenmuskulatur

1. Kommen Sie in eine aufrechte sitzende Position. Platzieren Sie Ihre rechte Handfläche an der rechten Schläfe und bauen Sie langsam Druck zwischen Hand und Schläfe auf.
2. Genießen Sie fünf oder mehr Atemzüge lang die in der rechten Halshälfte entstehende Muskelspannung.
3. Wechseln Sie die Seite.

Dehnung der seitlichen Nackenmuskulatur

1. Heben Sie den linken Arm über den Kopf und legen Sie die Hand locker auf das rechte Ohr. Ziehen Sie den Kopf behutsam nach links, üben also mit der Hand einen leichten Zug aus. Der rechte Arm zieht lang gestreckt Richtung Boden, um die Dehnung der rechten Halsmuskeln noch zu intensivieren. Atmen Sie in die rechte Flanke ein. Spüren Sie, wie der rechte seitliche Faszienzug mehr und mehr auf Spannung kommt. Es entsteht ein Dehnungsgefühl von der rechten Schläfe über den seitlichen Hals und die Rippenbögen bis hinunter zur Beckenaußenseite. Verweilen Sie auch hier fünf oder mehr Atemzüge lang.
2. Wechseln Sie die Seite.

Effekt

Erneut hilft die isometrische Anspannung im ersten Teil der Übung, die Muskulatur später besser zu entspannen. Die Kraft des Atems mobilisiert im zweiten Teil der Übung den seitlichen Faszienzug im Bereich des Halses.

Kopfschmerzen als Signal der Besserung

Nackenübungen verändern das gesamte Spannungsgleichgewicht im Halswirbelsäulenbereich. Das führt anfangs häufig zu Kopfschmerzen oder sogar verstärkten Verspannungen im Nacken. Ausnahmsweise ist diese Verschlechterung aber ein gutes Zeichen. Nun gilt es, nicht nachzulassen: Bei regelmäßiger Übung stellt sich bald eine deutliche Besserung ein.

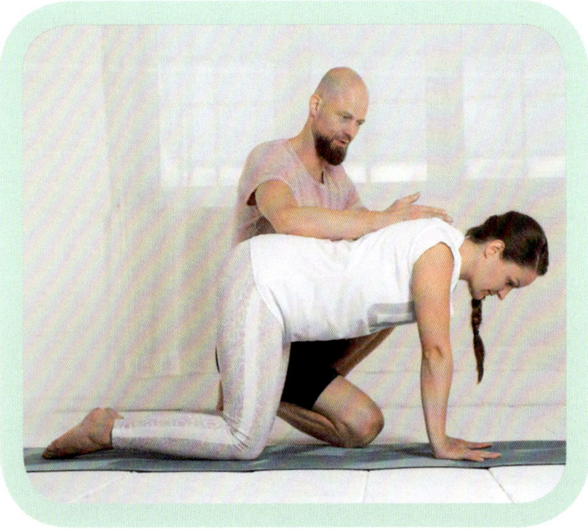

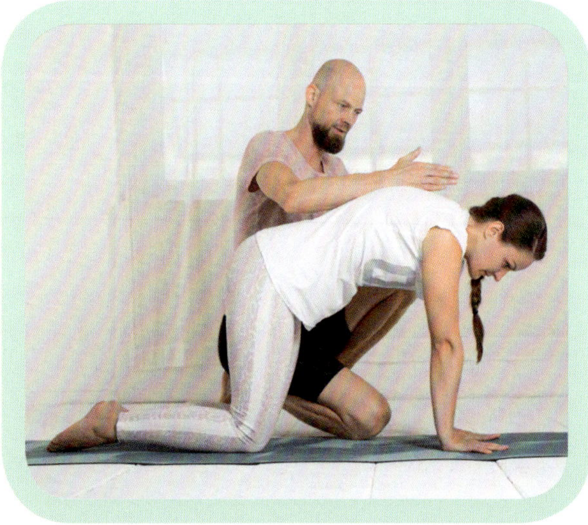

Schulterkreisen im Vierfüßlerstand

1. Ausgangsposition ist der Vierfüßlerstand: Knie unter den Hüften, Hände unter den Schultern.
2. Lassen Sie bei der Einatmung das Brustbein Richtung Boden sinken (Arme bleiben gestreckt); die Schulterblätter stehen hinten am Rücken hervor.
3. Die Schultern kreisen nach hinten Richtung Hüften.
4. Mit der Ausatmung kreisen die Schultern weiter nach unten, Richtung Boden.
5. Zum Ende der Bewegung (immer noch ausatmend) stemmen Sie die Arme mit möglichst langen Schultern gegen den Boden und drücken sich hoch. Dabei strebt der Nacken zur Decke. Versuchen Sie, das Becken jederzeit stabil zu halten.
6. Setzen Sie diesen dynamischen, vom Atem geführten Bewegungsablauf einige Atemzüge lang fort. Dabei können Sie ein wohlig warmes und lockeres Gefühl im Schulter- und Nackenbereich erleben.

Effekt

Diese Übung kräftigt und mobilisiert die gesamte das Schulterblatt führende Muskulatur. So erhält die Nackenmuskulatur eine stabile Basis und kann ihre Aufgaben in harmonischem Zusammenspiel übernehmen.

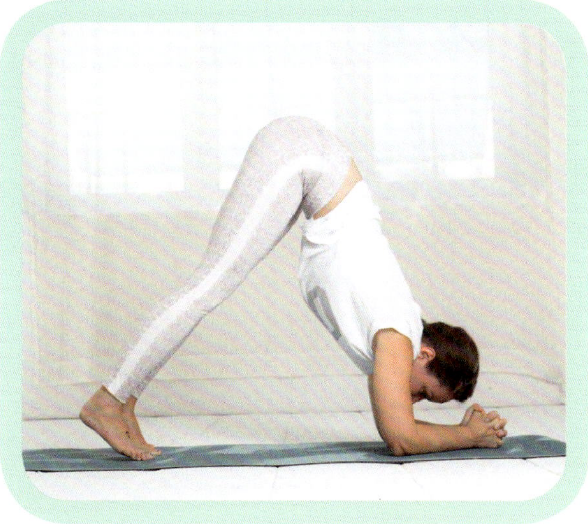

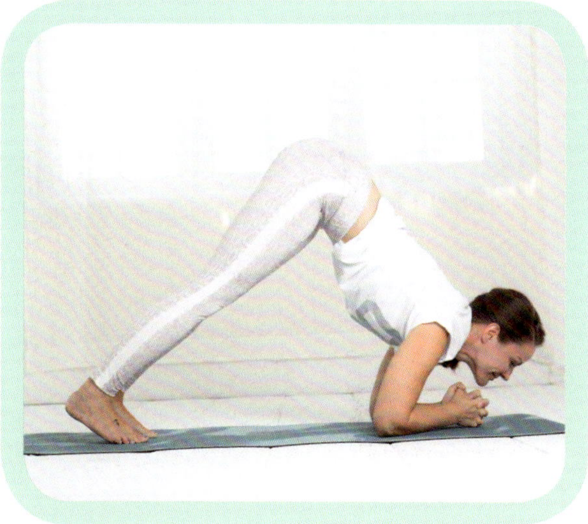

Fliegender Delphin

1. Kommen Sie zunächst in den Vierfüßlerstand, legen Sie dann die Unterarme ab und verschränken Sie die Finger.
2. Strecken Sie Ihre Beine und heben Sie das Becken weit nach oben. Der Rücken ist dabei lang und die Wirbelsäule gerade.
3. Richten Sie den Abstand der Füße zu den Armen so ein, wie auf dem Bild gezeigt: etwas steiler als beim nach unten schauenden Hund.
4. Bei der Ausatmung senken Sie Ihr Kinn langsam nach vorn ab, über die gefalteten Hände. Der Blick geht schräg nach vorn. Je tiefer Sie kommen, desto mehr Kraft müssen Sie aufwenden. Am Anfang kann die Bewegung ruhig ganz klein sein.
5. Mit der Einatmung schieben Sie sich wieder zurück nach hinten/oben.
6. Wiederholen Sie diese Abfolge, bis sich eine angenehme Erschöpfung bemerkbar macht.

Effekt

Für einen gesunden, entspannten Nacken brauchen wir nicht nur Flexibilität, sondern auch starke Muskeln. Diese Kraft bauen wir mit dieser Übung effektiv auf.

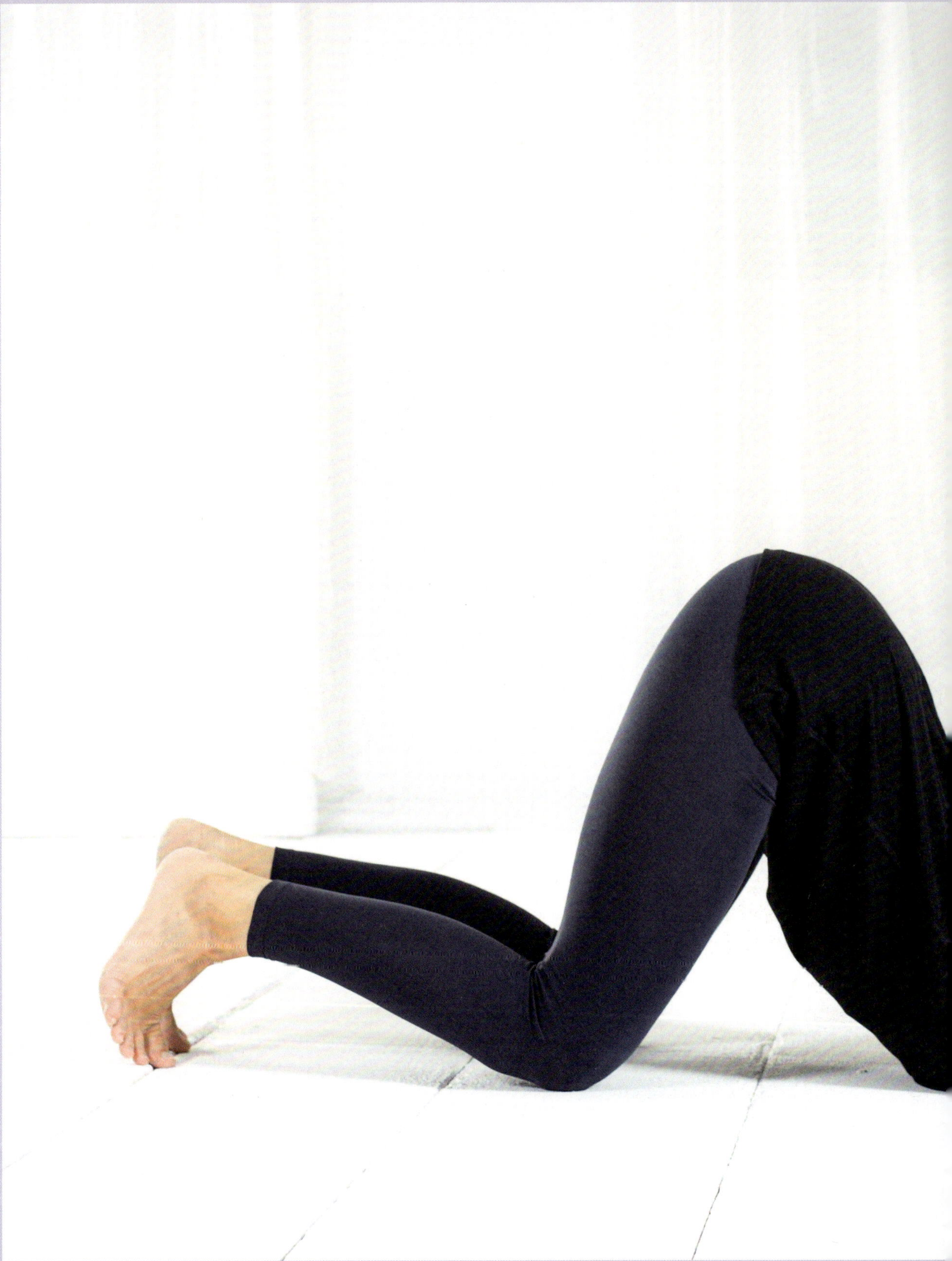

Übungen für gesunde Arme

In der Yogapraxis bekommen die Arme plötzlich eine ganz neue Aufgabe. Schon in einer einfachen Katze-Kuh-Haltung stützen sie unser Körpergewicht. Die Belastung kräftigt ganz natürlich unsere Schultern, Ellenbogen und Handgelenke. Doch oft zeigen sich Beschwerden – dann helfen gezielte yogatherapeutische Übungen.

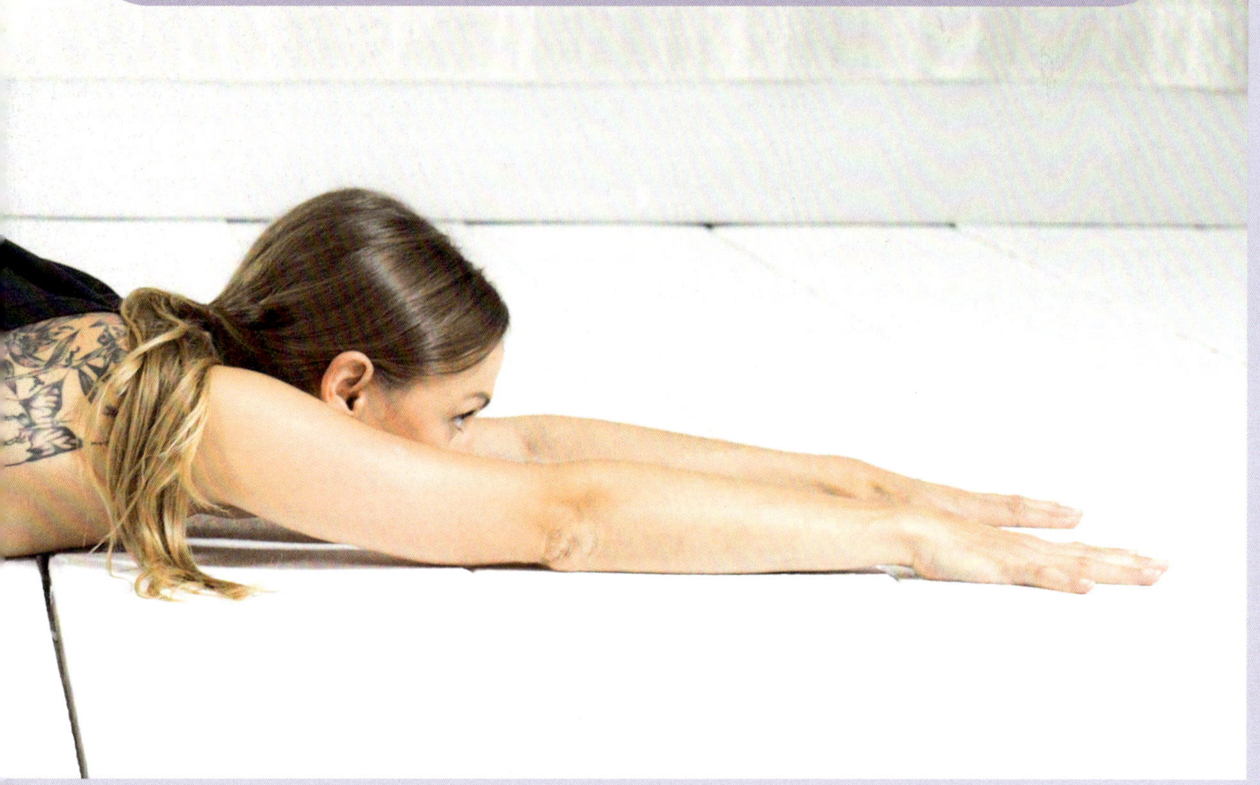

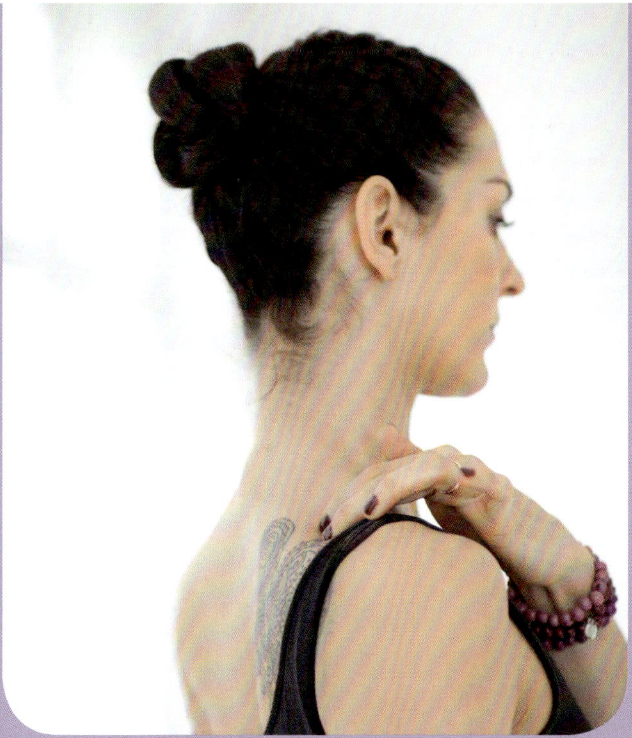

Flügel ausbreiten

Stabile Schulterblätter für einen entspannten Nacken

Wer kennt sie nicht? Verspannungen und Schmerzen im Nacken sind für viele ein alltägliches Phänomen. Der häufigste Grund ist unser immer hektischerer Alltag. Nackenschmerzen sind jedoch kein unabwendbares Schicksal. Schon ein paar einfache Yogaübungen helfen effektiv, Spannungen zu lösen, den Nacken zu entlasten und wieder in ein angenehmes Gleichgewicht zu finden.

Fight-and-Flight-Reflex I – Schulterblattheber

Auch wenn wir es nicht wahrhaben möchten: Viele unserer Reaktionsmuster sind auch im digitalen Zeitalter noch immer von der Evolution geprägt. Eine verspannte und verhärtete Nackenmuskulatur ist dafür ein gutes Beispiel: In grauer Vorzeit konnte es lebensrettend sein, bei Gefahr »den Kopf einzuziehen«, denn bei Wirbeltieren ist der Nacken ein sehr sensibler, verletzungsanfälliger Bereich.

Im 21. Jahrhundert droht Gefahr eher selten durch einen physischen Angreifer. Doch die Nackenmuskeln folgen diesem archaischen Muster auch bei Stress, der modernen Art, Gefahren zu signalisieren, die aber keine unmittelbare Lebensgefahr darstellen: Reizüberflutung, Leistungs- und Termindruck sowie die vielfältigen Anforderungen, mit denen wir alltäglich konfrontiert sind. Unwillkürlich aktivieren wir den Schulterblattheber (*Musculus levator scapulae*) und ziehen die Schultern nach oben. Mit einem wichtigen Unterschied: Hier löst sich dieser Reflex meist nicht, wie von der Evolution vorgesehen, in einer physischen Aktivität wieder auf. Wir schützen uns also nicht vor einem physischen Angreifer. Daher bleibt die Spannung und setzt sich nach oben hin fort.

Nicht selten führt das zu Kopfschmerzen, die bis in die Augenbrauen hineinziehen können. Spannung und Schmerz wiederum senden ein Signal an den Körper: Stress! So entsteht eine Art Negativspirale und die Symptome verstärken sich zu einer chronischen Verspannung – das sogenannte Halswirbelsäulensyndrom, auch HWS-Syndrom oder Zervikalsyndrom.

Fight-and-Flight-Reflex II – Kleiner Brustmuskel

Von unseren Urahnen haben wir noch einen weiteren schützenden Reflex geerbt: Sobald wir erschrecken, ziehen wir die Schultern vorn zusammen, um den Brustraum zu schützen. Diese Körperhaltung ist die perfekte Ausgangssituation, um entweder zu fliehen oder sich zu verteidigen.

Doch auch hier bleibt in unserem modernen Leben die physische Aktion meist aus, die den Stress abbauen könnte. Anstatt zu fliehen oder zu kämpfen, bleiben wir äußerlich ruhig. Die Folgen: Wir leiden chronisch an Angst oder Stress, die Spannung im tiefen Brustmuskel (*Musculus pectoralis minor*) bleibt bestehen. Das Schulterblatt kann sich aufgrund dieser Anspannung schlechter bewegen. Einerseits bringt das die Nackenmuskeln in einen ungünstigeren Winkel und fördert deren Verspannung. Andererseits kommt beim Heben des Armes der Oberarmkopf dichter an das Schulterdach, wobei die Sehne des Übergrätenmuskels [*Musculus suprapsinatus*] eingeklemmt und verletzt werden kann.

Die Schulterblätter als Basis für den Nacken

Während zwei Muskeln, der Schulterblattheber und der tiefe Brustmuskel, verkrampfen, gleiten andere in Untätigkeit ab. Das Schulterblatt ist zum einen Ursprung der Nackenmuskulatur, die Richtung Kopf zieht, zum anderen von Muskeln, die bei der Armbewegung beteiligt sind. Es ist daher nötig, das Schulterblatt zu stabilisieren, um den Nackenmuskeln bei der Kopfbewegung den nötigen Halt zu geben. Die gleichen Muskeln führen bei einer Armbewegung das Schulterblatt aktiv in der Bewegung mit.

Im Laufe der Evolution waren die Hände und Arme entweder beim Abstützen oder beim Hangeln ständig mit viel Kraft im Einsatz. Durch die zunehmend sitzende Lebensweise verlieren die Armmuskeln an Kraft und mit ihnen die das Schulterblatt führende Muskulatur. Doch genau diese Muskulatur ist nötig, um das Schulterblatt für die Bewegungen des Kopfes zu stabilisieren. Ein ungenügend stabilisiertes Schulterblatt kann dem Zug der Nackenmuskeln nicht standhalten und folgt der Bewegung. Der arbeitende Muskel bewegt sich nun von beiden Seiten her, seine Wirkung wird teilweise untergraben und er verkrampft. Daher ist es essenziell, auch die Muskulatur zu kräftigen, die die Schulterblätter mit dem Rumpf verbindet.

Sechs Übungen für einen gesunden Nacken

Die nachfolgende Übungsfolge hat primär zum Ziel, den Nacken zurück in die Entspannung zu führen. Doch das ist bei Weitem nicht alles. Neben der Entlastung des Nackens haben die Übungen noch eine ganze Reihe weiterer positiver Nebeneffekte:

- Die Schulterblätter erhalten ihr natürliches Bewegungspotenzial zurück. So können sie sich frei mit dem Arm mitbewegen – eine der wichtigsten Voraussetzungen für ein gesundes Schultergelenk.
- Die Muskulatur, die die Schulterblätter am Rumpf führt, wird effektiv gekräftigt. Das bedeutet, dass die Anbindung des Schultergürtels an den Brustkorb bei Belastung stabiler wird. Auf diese Weise entwickeln Sie die beste Basis für sämtliche armgestützte Haltungen.

Längsfriktion und Faszienliften – Faszien zum Wohlfühlen

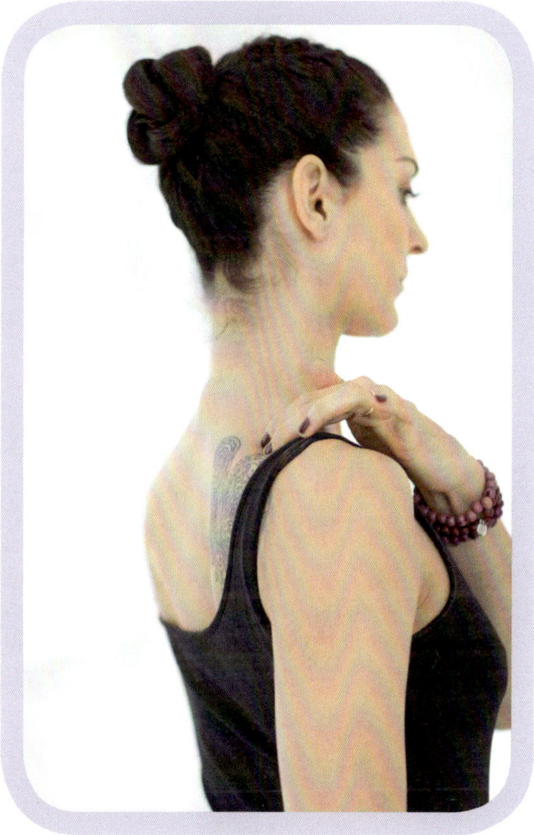

1. Die linke Hand greift über vorn zum Nacken. Beginnen Sie direkt unterhalb des Hinterkopfes, etwa am Haaransatz. Streichen Sie mit möglichst spitzen Fingern nach unten in Richtung Schulterblatt. Ihre Finger werden beinahe automatisch dem natürlichen Verlauf der Faszienzüge folgen.
2. An der oberen Spitze des Schulterblatts angelangt geht es entlang der Oberkante des Schulterblatts in Richtung Schulterdach und weiter bis etwa zur Mitte der Oberarmaußenseite.
3. Wiederholen Sie dieses Ausstreichen einige Male. Durch Variationen beim oberen Startpunkt kommen Sie bei jeder Wiederholung auf einen anderen Faszienzug.
4. Anschließend greifen Sie mit Daumen und Fingern die oberste Hautschicht, möglichst in der Nähe des Hinterkopfes. Versuchen Sie, die dabei entstandene Hautfalte mit krabbelnden Fingern an den Faszienzügen entlangwandern zu lassen. Sollten Sie die Falte dabei verlieren, greifen Sie einfach dem Verlauf der Faszienzüge folgend die Haut erneut und heben Sie sie leicht an – ganz ähnlich wie beim Zwicken.

Effekt

Diese Übung wärmt die Faszien des Nackens auf. Beim Ausstreichen (Längsfriktion) bekommen verklebte Faszienzüge eine Ausrichtung und können so die Kraft harmonischer übertragen. Das Anheben der oberen Schicht zieht durch den leichten Unterdruck Gewebeflüssigkeit zwischen den Faszienschichten hindurch. So werden Verklebungen gelöst und Entzündungsstoffe schneller abtransportiert.

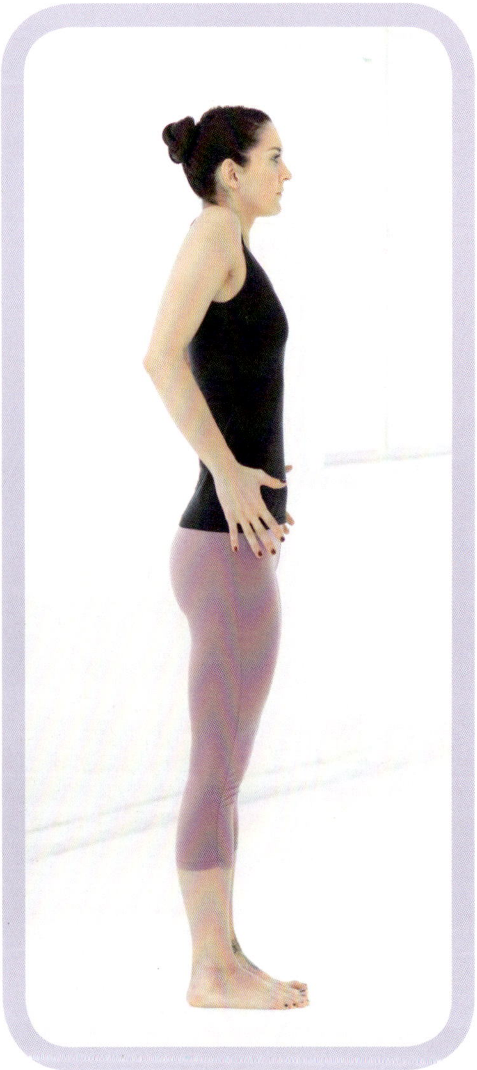

Schulterkreisen – 0 Grad

1. Stellen Sie sich aufrecht hin. Ihre Oberarme hängen neben dem Körper nach unten, während der Kopf entspannt und mittig auf der Halswirbelsäule balanciert.
2. Ziehen Sie nun beim Ausatmen die Schultern nach vorn und anschließend hoch zu den Ohren.
3. Mit der Einatmung schieben Sie die Schultern nach hinten und wieder nach unten.
4. Ihrem Atemrhythmus folgend führen Sie so möglichst langsam möglichst große Kreise mit den Schultern aus. Anfangs kann das unter den Schulterblättern deutlich knirschen und Sehnen können überspringen – ein Zeichen, dass sich Verklebungen lösen und verkrampfte Muskeln weich werden. Genießen Sie es, wie im Verlauf der Bewegungen das Schulterblatt immer weicher auf dem Brustkorb »schwimmt«. Wenn sich das subjektive Gefühl einer Lockerung einstellt, können Sie direkt mit der nächsten Übung fortfahren.

Effekt

Die Schulterblätter werden durch unsere sitzende Lebensweise meist konstant in einer Position gehalten. In der Folge verkümmert und verhärtet die führende und stabilisierende Muskulatur. Das Schulterkreisen bringt Bewegung ins System.

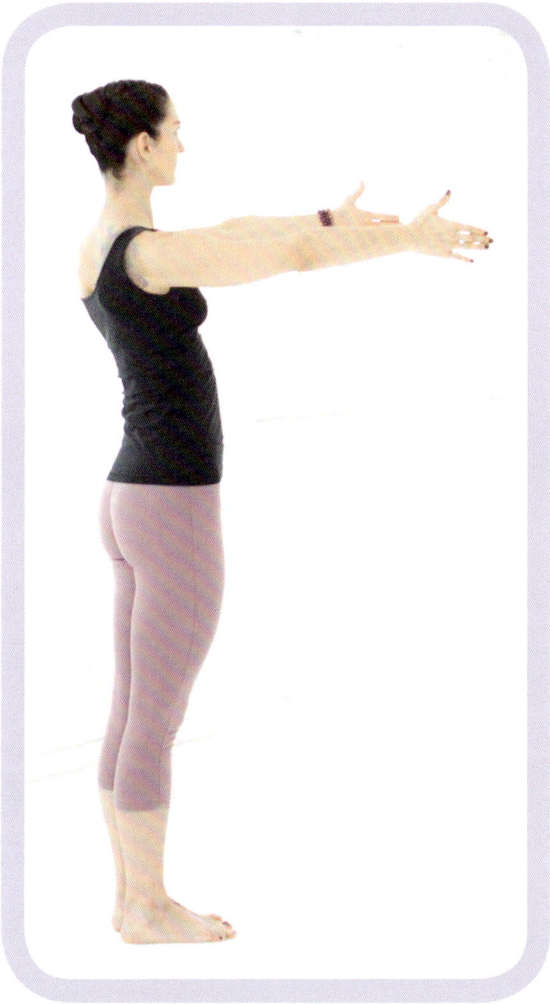

Schulterkreisen – 90 Grad

1. Im besten Fall gehen Sie vom Kreisen der Schulterblätter mit hängenden Armen ohne Pause in diese Übung über. Sie stehen wieder aufrecht, strecken aber nun die Arme waagerecht nach vorn.
2. Beim Ausatmen schieben Sie Ihre Arme von unten nach vorn in die Länge und beim Einatmen über oben zurück. Beim Einatmen weitet sich der Brustkorb und wölbt sich nach vorn.
3. Die Arme bleiben die ganze Zeit nach vorn ausgestreckt und die Handflächen weisen zueinander, Daumen nach oben. Genießen Sie auch hier die mit der Bewegung entstehende zunehmende Weichheit der Muskulatur. Mit dem Eintreten des subjektiven Gefühls einer Lockerung gehen Sie ohne Pause zur nächsten Übung über.

Besonderheit

Es ist kein Zufall, dass das Kreisen bei allen hier vorgestellten Übungen in diese eine Richtung geht: Durch die vorgestellte Bewegungsrichtung (unten-vorn-oben-hinten) wird die das Schulterblatt führende Muskulatur am effektivsten angesprochen.

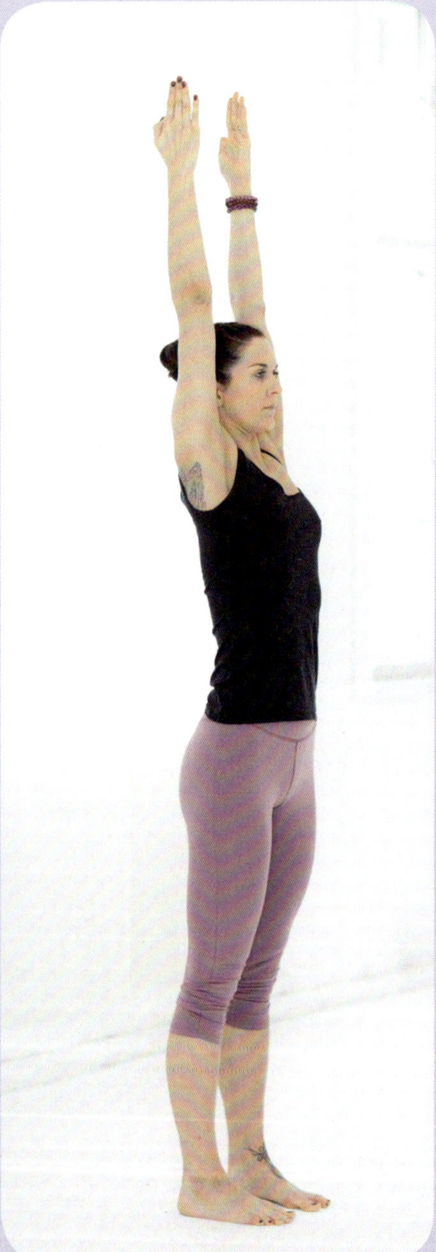

Schulterkreisen – 180 Grad

1. Strecken Sie nun, ohne das Schulterkreisen zu unterbrechen, Ihre Arme senkrecht nach oben.
2. Das nach Vornschieben und Hochziehen der Arme erfolgt mit der Einatmung, das Zurückziehen und Senken mit der Ausatmung. Die Richtung des Kreisens bleibt gleich. Die Arme bleiben während des Kreisens die ganze Zeit zur Decke gerichtet.

Besonderheit

Sollte die Übung mit zur Decke gestreckten Armen zu Schmerzen unter dem Schulterdach führen, lassen Sie diese Variante aus. Der Schmerz zeigt an, dass das Schulterblatt für diese Übung noch nicht ausreichend mobil ist und der Oberarm zu nah ans Schulterdach kommt. Wenn Sie mit den beiden anderen Übungen das Schulterblatt besser mobilisiert haben, wird auch die 180-Grad-Übung möglich werden.

Gelangweilter Gorilla

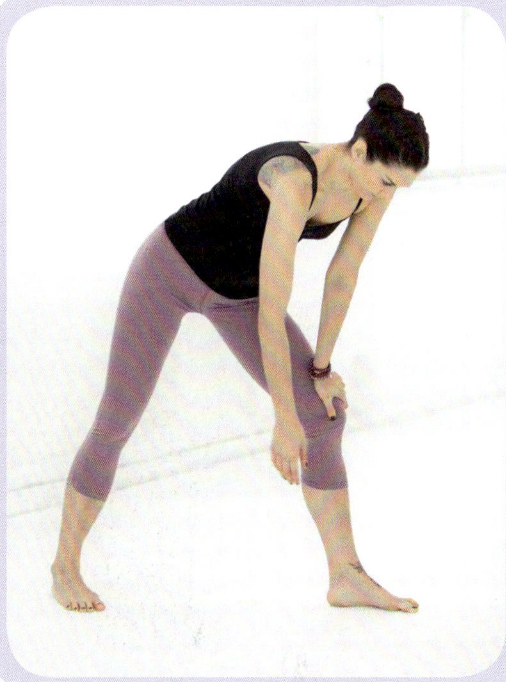

1. Machen Sie einen lockeren Ausfallschritt. Stellen Sie dabei zunächst das linke Bein nach vorn und stützen Sie die linke Hand (oder den linken Unterarm) entspannt oberhalb des Knies auf dem Oberschenkel ab.
2. Lassen Sie nun den rechten Arm locker aus dem Schulterblatt herabbaumeln. Versuchen Sie dabei, Spannungen in Schulter- und Nackenbereich möglichst vollständig zu lösen. Nur das Gewicht des Arms zieht zum Boden.
3. Nachdem der Arm einige Mal entspannt vor- und zurückgeschwungen ist und sich zunehmend Lockerheit und Entspannung eingestellt haben, wiederholen Sie die Übung mit der anderen Seite: Ausfallschritt mit rechts, linker Arm schwingt.

Effekt

Nach der Aktivität der Schulterkreisen-Übungen ist das bewusste Entspannen der Schulter- und Nackenmuskulatur noch effektiver als aus dem Ruhemodus heraus.

Hinweis

Beim »Gelangweilten Schimpansen« im folgenden Kapitel (siehe Seite 99) baumelt der Arm aus dem Schultergelenk, hier baumelt das gesamte Schulterblatt mit.

Schulterkreisen gegen Widerstand

Wenn Sie mit den vorherigen Übungen vertraut sind und Ihr Schultergürtel bereits ein wenig Lockerheit entwickelt hat, können Sie zum nächsten Schritt übergehen. Die folgenden Übungen entwickeln die Kraft der schulterblattführenden Muskulatur, ohne dabei ihre Weichheit einzuschränken.

1. Lassen Sie zunächst wieder die Schultern kreisen, während die Arme sich neben dem Körper befinden, aber in der Variante für Fortgeschrittene im Langsitz mit auf Klötzen aufgestützten Armen. Dabei hebt und senkt sich der ganze Oberkörper rein aus der Kraft der Schultern heraus. Wem selbst das noch gut gelingt, der versucht, die Füße dabei vom Boden zu heben.
2. Das Kreisen der Schulterblätter in der 90-Grad-Armposition »mit Widerstand« erfolgt am effektivsten im Vierfüßlerstand (Details siehe Seite 74).
3. Die dritte Variante mit den Armen in 180-Grad-Position »mit Widerstand« können Sie im nach unten schauenden Hund ausführen. Wichtig: Die Richtung der Kreise bleibt dabei stets die gleiche wie im ersten Teil der Übungsserie: über vorn/oben nach hinten/unten.

Effekt

Für wirklich langfristige Entspannung im Nacken ist die Kräftigung der Schulter- und Nackenmuskulatur unerlässlich. Die vorgestellten Übungen aktivieren und kräftigen genau diese Muskeln – effektiv, aber dennoch weich und sanft.

Variante

Ein Kompromiss zwischen Schulterkreisen im Stehen und mit Widerstand ist die Übungsfolge in Rückenlage. Zunächst liegen die Arme neben dem Körper (0 Grad), dann werden sie zur Decke gestreckt (90 Grad), zum Schluss nach hinten, Oberarme neben den Ohren (180 Grad).

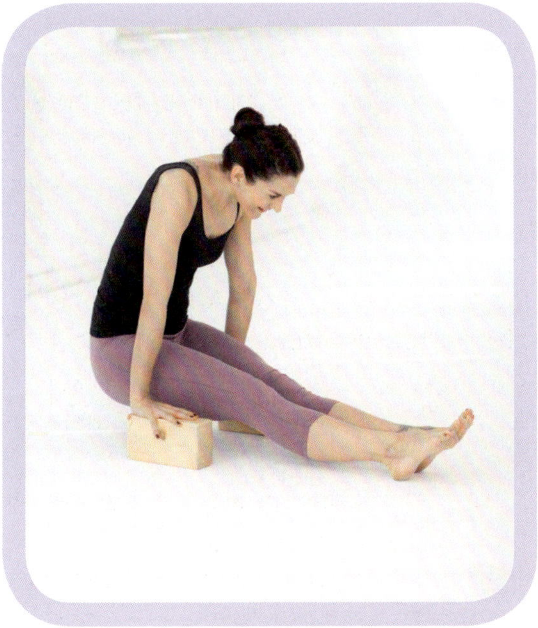

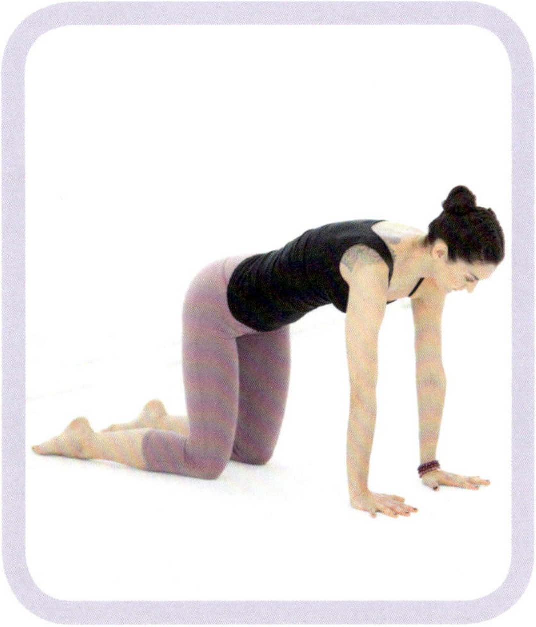

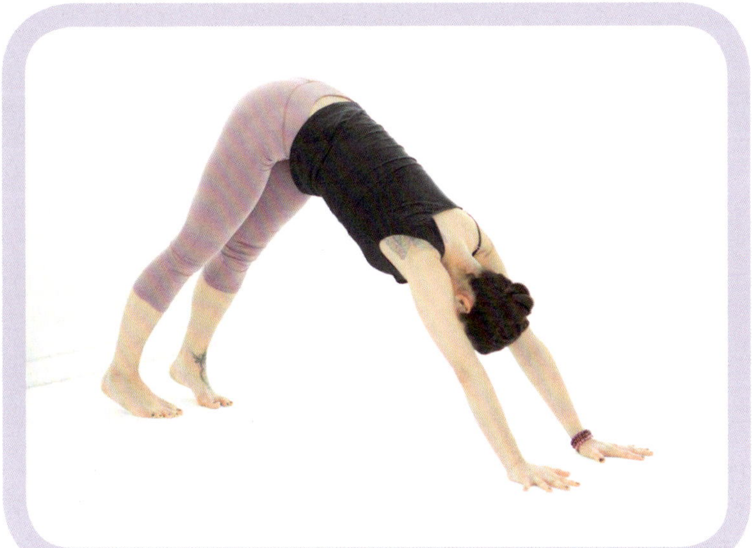

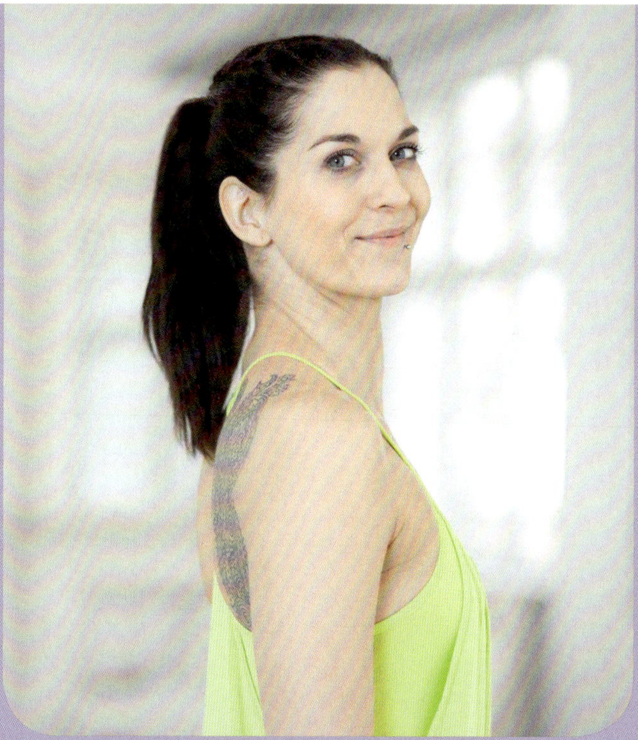

Schulterschluss

Die Schulter als Vermittler zwischen Kopf und Armen

Gelenkschmerzen darf man nicht »auf die leichte Schulter nehmen«: Auch im Yoga müssen die Schultern oft eine Menge leisten. Mit den richtigen Übungen können Sie Ihre Schultern gesund erhalten und Stabilität und Kraft auch für anspruchsvolle Yogapositionen (Asanas) entwickeln.

Ein ganz besonderes Gelenk

Das Schultergelenk hat die anspruchsvolle Aufgabe, eine hohe Kraftübertragung bei gleichzeitig großer Flexibilität zu ermöglichen. Wenn Sie sich beispielsweise am Handstand versuchen, sind Ihre Arme im Vergleich zur Neutralposition um 180 Grad gedreht. Gleichzeitig stützen sie aber einen Großteil des Körpergewichts. Zwei Prinzipien machen diesen enormen Bewegungsradius plus Kraftausübung erst möglich:

- **Eine bewegliche Basis der Schultergelenksfläche:** Das Schulterblatt ist über die Muskulatur flexibel am Rumpf fixiert. Bei jeder Bewegung des Arms wird über Muskeln auch das Schulterblatt bewegt. Auf diese Weise folgt die Schultergelenkpfanne immer der Ausrichtung des Arms und die Kraftübertragung auf die Gelenkfläche am Schulterblatt ist theoretisch optimal. Ist die Muskulatur allerdings verhärtet oder verkrampft, fehlt der nötige Bewegungsspielraum. Ist sie dagegen zu schwach, kann das Schulterblatt der Bewegung nicht mehr gut folgen, weil die nötige Kraft fehlt, um es auch bei Belastung mitzubewegen oder zu stabilisieren. In beiden Fällen kann sich die Gelenkfläche am Schulterblatt nicht mehr optimal ausrichten. Überlastungen oder Verletzungen am Schultergelenk sind vorprogrammiert.

- **Die dynamische Stabilisierung des Oberarmkopfes:** Die tiefste Muskelschicht vom Schulterblatt zum Oberarm, die sogenannte Rotatorenmanschette, zentriert den Oberarmkopf bei jeder Bewegung in seiner Gelenkpfanne. Ist diese Muskulatur zu schlaff, »schlackert« der Oberarmkopf in der Gelenkpfanne. Diese Instabilität kann dazu führen, dass die zarte Gelenklippe überbeansprucht und schließlich verletzt wird. Auch wenn das Zusammenspiel der Muskulatur in der Rotatorenmanschette gestört ist, gleitet der Oberarmkopf beim Anheben des Arms nicht mehr nach unten, sondern rollt nach oben mit. Dabei kommt er dem Schulterdach gefährlich nahe. Eine mögliche Folge ist, dass die dort verlaufende Sehne des Obergrätenmuskels (*Musculus supraspinatus*) eingeklemmt wird. Irgendwann entzündet sich die Sehne, verkalkt und reißt. Dieses als Impingement-Syndrom oder Rotatorenmanschettenruptur bezeichnete Krankheitsbild führt zu Schmerzen beim Anheben des Armes. Es schränkt die Beweglichkeit zunehmend ein. Schließlich werden selbst alltägliche Bewegungen wie das Anziehen einer Jacke schmerzhaft oder gar unmöglich.

Acht Übungen für gesunde Schultern

Das Beschwerdebild des Impingement-Syndroms gehört zu den häufigsten Ursachen für Schulterschmerzen. Die Yogatherapie begegnet ihm, indem sie die aktive, freie Mitbewegung des Schulterblatts fördert und so die Gesundheit der Rotatorenmanschette unterstützt. Auf den folgenden Seiten finden Sie die acht wichtigsten Übungen zur Stabilisierung des Oberarmkopfes in der Gelenkpfanne:

Die Übung »Längsfriktion und Faszienliften« (siehe Seite 91) erleichtert das freie Gleiten der einzelnen Faszienschichten und elastischen Fasern der Rotatorenmanschette. Die Übungen »Kellner« (siehe Seite 92) und »Winkender Buddha« (siehe Seite 95) kräftigen den Untergrätenmuskel (*Musculus infraspinatus*), der als Teil der Rotatorenmanschette hilft, den Oberarmkopf vom Schulterdach fernzuhalten. Die Übungen »Winkende Kaktee« (siehe Seite 93) und »Liegende Kaktee« (siehe Seite 96) stärken den Obergrätenmuskel, der oft am Schulterdach eingeklemmt und geschädigt wird, und unterstützen seine Heilung. Die Übungen »Glühlampen einschrauben« (siehe Seite 94) und »Gelangweilte Katze« (siehe Seite 98) ermöglichen die kontinuierliche Zentrierung des Oberarmkopfes in seiner Gelenkpfanne am Schulterblatt, indem sie die gesamte Rotatorenmanschette kräftigen. Die Übung »Gelangweilter Schimpanse« (siehe Seite 99) lockert die Rotatorenmanschette; so lernt der Oberarmkopf, wieder frei in seiner Gelenkfläche zu gleiten.

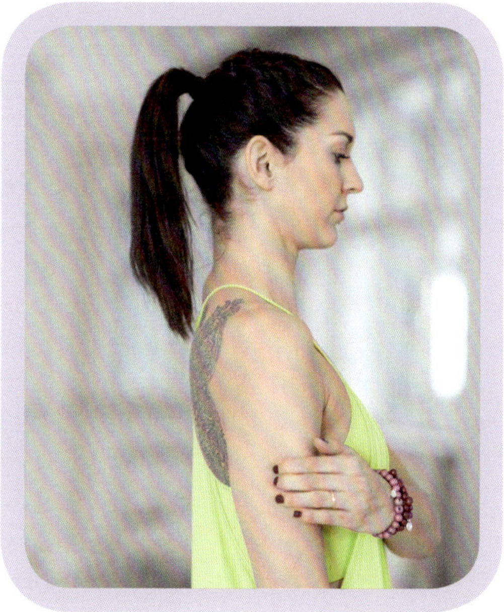

Längsfriktion und Faszienliften

1. Fassen Sie mit der linken Hand etwa unterhalb des Haaransatzes an den Nacken. Drücken Sie Zeige- und Mittelfinger möglichst spitz zwischen die Muskelstränge, die vom Nacken abwärts Richtung Schulterblatt führen. Lassen Sie Ihre Finger langsam und mit Druck entlang der Bahn, die der Muskelverlauf vorgibt, nach unten gleiten.
2. Sobald Sie an der Oberkante des Schulterblatts angelangt sind, folgen Sie dem Verlauf seitlich oberhalb der Schulterblattgräte zum Schulterdach.
3. Dort überwinden Sie mit dem Daumen streichend das Schulterdach (*Acromion*), den an der Schulter leicht tastbaren Knochen oberhalb des Schultergelenkes. Von hier aus gleiten Sie weiter abwärts bis zur Oberarmmitte.
4. Anschließend streichen Sie von vorn, unter dem Schlüsselbein beginnend, über das Schulterdach ebenfalls bis zur Mitte des Oberarms. Dieses Ausstreichen im Faszienverlauf wiederholen Sie einige Male, bis Sie eine angenehme Wärme wahrnehmen.
5. Wiederholen Sie das Ausstreichen auf der anderen Seite.
6. Im Anschluss heben Sie mit Daumen und Fingern unterhalb des Haaransatzes die oberste Hautschicht sanft von der darunterliegenden Muskelschicht ab. Lassen Sie die so gebildete Hautfalte mit krabbelnden Fingern entlang der zuvor ausgestrichenen Verlaufsbahnen einige Male von oben nach unten rollen. Seite wechseln nicht vergessen.

Effekt

Diese Übung hilft, Verklebungen in den Faszienschichten zu lösen, und fördert ein gesundes Gleiten der Fasern. Entzündungen werden so schneller aufgelöst und Verletzungen heilen besser.

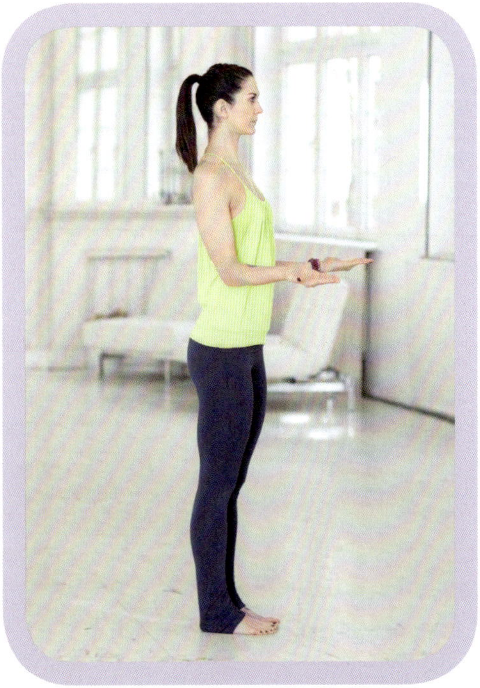

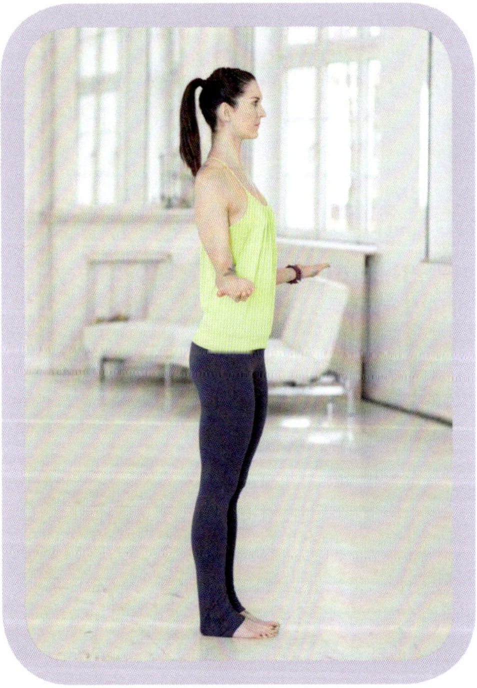

Kellner

1. Pressen Sie im Stehen die Oberarme fest an den Körper und winkeln Sie die Unterarme um 90 Grad an. Die Handflächen weisen in Verlängerung der Unterarme nach oben wie bei einem Kellner, der ein Tablett auf Händen und Unterarmen balanciert.
2. Führen Sie nun die Unterarme mit dem Einatmen nach außen, ohne den Winkel zu verändern. Dabei rotieren die Oberarme nach außen. Achten Sie darauf, die Ellenbogen fest am Körper zu halten, und bewegen Sie die Handkanten gegen einen imaginären Widerstand.
3. Mit der Ausatmung kehren Sie in die Ausgangsposition zurück: Unterarme nach vorn.
4. Wiederholen Sie diese Bewegung langsam und kontrolliert im Atemrhythmus, bis Sie die Aktivierung der Muskulatur auf der Rückseite Ihrer Schulterblätter wahrnehmen.

Effekt

Diese Übung spricht insbesondere den Untergrätenmuskel (*Musculus Infraspinatus*) an. Er hält den Oberarmkopf bei der Bewegung tief, also vom Schulterdach entfernt. So reduzieren Sie mit dieser Übung ein mögliches Einklemmen der Strukturen zwischen Oberarmkopf und Schulterdach.

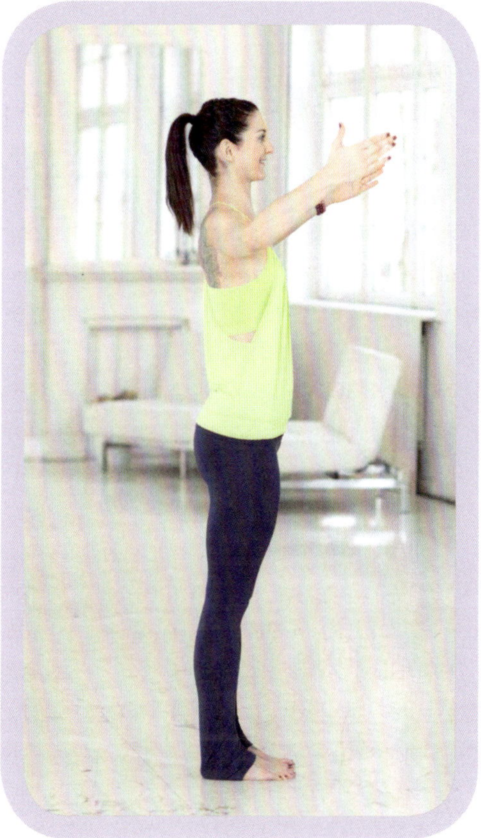

Winkende Kaktee

1. Aus der Kellner-Grundhaltung rotieren Sie die Oberarme seitlich bis in die Waagerechte auf Schulterhöhe. Die Unterarme sind immer noch um 90 Grad angewinkelt und weisen nach vorn, als würde man einen Karton halten. Die Handflächen weisen zueinander, Daumen zeigen nach oben.
2. Rotieren Sie im Atemrhythmus die Unterarme in die Senkrechte (beim Einatmen) und wieder zurück (Ausatmen). Die Oberarme bleiben in der Waagerechten. Führen Sie die Bewegung wieder wie gegen einen imaginierten Widerstand aus.
3. Üben Sie so lange, bis Sie auch oberhalb der Schulterblattgräte die Beanspruchung der Muskulatur wahrnehmen.

Effekt

Diese Übung spricht insbesondere den Obergrätenmuskel (*Musculus supraspinatus*) an, der beim Impingement-Syndrom eingeklemmt und geschädigt wird. Die sanfte, aber gezielte Kräftigung kann zwar die Heilung erleichtern, ist aber nicht angeraten, wenn die Übung schmerzt. Der Schmerz ist ein Anzeichen, dass die Sehne des Muskels am Schulterdach scheuert und noch weiter geschädigt wird.

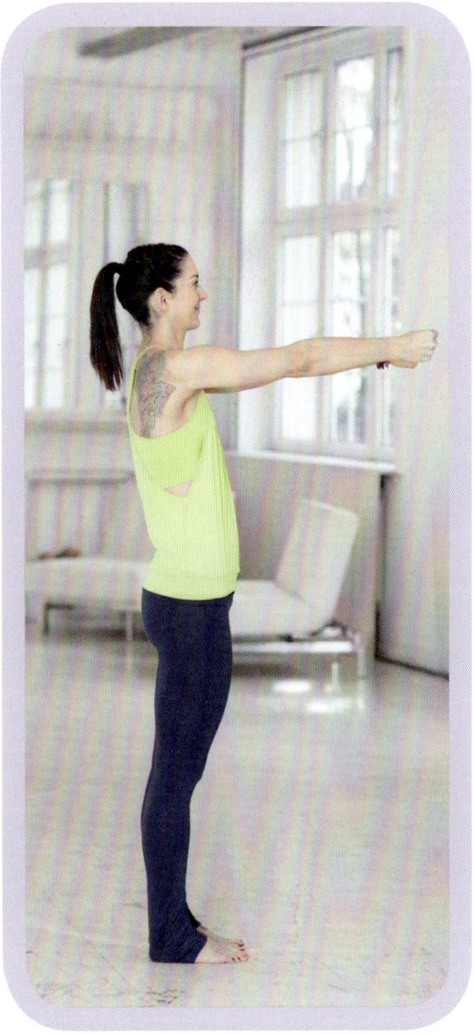

Glühlampen einschrauben

1. Strecken Sie Ihre Arme horizontal nach vorn aus. Achten Sie darauf, die Schulterblätter in Richtung der Arme mitzubewegen. Greifen Sie mit Ihren Händen in die Luft.
2. Rotieren Sie aus dem Oberarm mit der Einatmung nach außen, beim Ausatmen nach innen. Erzeugen Sie erneut einen muskeleigenen Widerstand, indem Sie sich vorstellen, mit den Händen in der Luft dagegen zu halten. Das fühlt sich etwa so an, als ob Sie mit jeder Hand eine Glühlampe in ihre Fassung hinein- beziehungsweise herausschrauben.
3. Wiederholen Sie die Bewegung im ruhigen Atemrhythmus, bis Sie in der Rotatorenmanschette Länge und Stabilisierung empfinden. Bevor Sie mit der nächsten Übung weitermachen, lockern Sie die Schultern mit der Übung »Gelangweilter Schimpanse« [siehe Seite 99].

Effekt

Mit dieser Übung kräftigen Sie die gesamte tiefliegende Schultermuskulatur [Rotatorenmanschette]. Das hilft Ihnen, den Oberarmkopf besser in seiner Gelenkpfanne zu zentrieren. Sollte die Übung schmerzen, ist sie aktuell nicht geeignet. Versuchen Sie es zu einem anderen Zeitpunkt wieder, eventuell wenn das benachbarte Muskelgewebe gekräftigt ist.

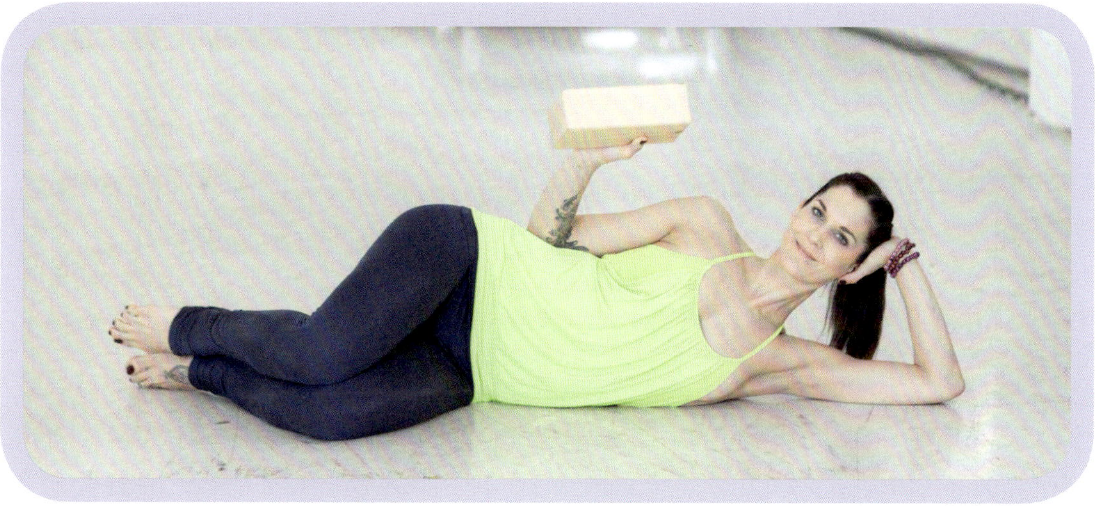

Winkender Buddha

1. Legen Sie sich entspannt wie ein ruhender Buddha auf die Seite und stützen Sie den Kopf ab. Die obere Hand hält ein nicht allzu schweres Gewicht, zum Beispiel einen Holzblock oder eine Wasserflasche. Etwa 750 Gramm sind gut geeignet. Der Oberarm liegt eng am Rumpf, der Unterarm steht im rechten Winkel zum Oberarm, parallel zum Boden.
2. Rotieren Sie nun mit der Einatmung Ihren Oberarm nach außen, der Unterarm kommt nahezu in die Senkrechte. Das Gewicht erhöht den erforderlichen Kraftaufwand und verstärkt so den Trainingseffekt. Beim Ausatmen senken Sie das Gewicht langsam wieder.
3. Setzen Sie diese Übung im Atemrhythmus langsam und kontrolliert fort. Spüren Sie nach, wie der Untergrätenmuskel angesprochen wird und genießen Sie die Bewegungsabfolge.
4. Bevor Sie diese Übung mit der anderen Seite wiederholen, rollen Sie sich auf den Bauch und absolvieren Sie die Übung »Liegende Kaktee« (siehe Seite 96).

Effekt

Diese Übung kräftigt noch intensiver als die zuvor beschriebene stehende Variante den Untergrätenmuskel (*Musculus infraspinatus*). Damit gehört sie zu einer der effizientesten Übungen für gesunde Schultern.

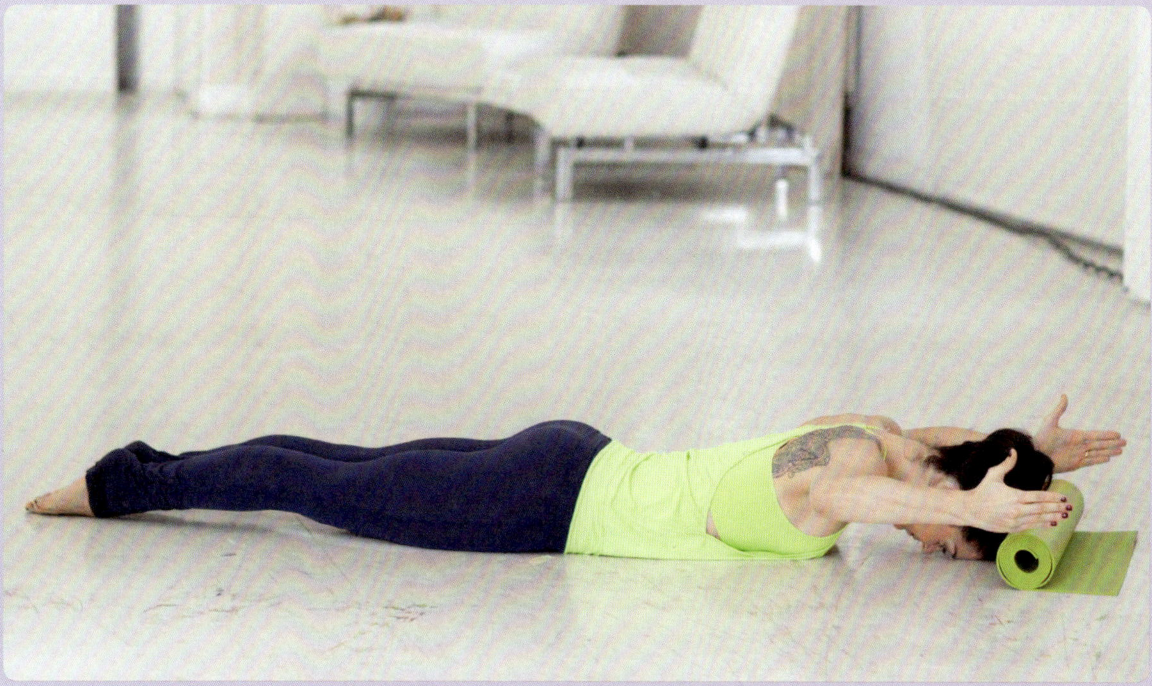

Liegende Kaktee

1. Halten Sie in der Bauchlage den Kopf in Verlängerung der Wirbelsäule und legen Sie die Stirn auf dem Boden ab. Die Oberarme befinden sich seitlich in Verlängerung der Schultern, die Oberarme zeigen im rechten Winkel dazu nach vorn, einige Zentimeter über dem Boden. Die Daumen zeigen nach oben und die Handflächen zueinander. Platzieren Sie eine aufgerollte Matte auf dem Boden vor dem Kopf, um ein besseres Gefühl für den Abstand der Hände zu erhalten.
2. Rotieren Sie mit der Einatmung die Oberarme aus dem Schultergelenk möglichst weit nach oben. Achten Sie darauf, dass die Position der Ellenbogen bei dieser Rotation konstant bleibt.

3. Mit der Ausatmung senken Sie die Oberarme, bis die Handkanten fast den Boden berühren.
4. Achten Sie darauf, während der gesamten Bewegung den Winkel der Unterarme sowie den Abstand und die Ausrichtung der Handflächen konstant beizubehalten.
5. Anschließend wiederholen Sie die Übung »Winkender Buddha« [siehe Seite 95] mit der anderen Seite und dann nochmals diese Übung.

Effekt

Mit dieser Übung kräftigen Sie, wie schon mit den beiden Übungen im Stand, den Obergrätenmuskel [*Musculus supraspinatus*]. Er ist dafür verantwortlich, den Oberarmkopf zentriert in der Gelenkpfanne gleiten zu lassen, und schützt so die Rotatorenmanschette vor Einklemmung und Verletzungen. Zudem ist dieser Muskel typischerweise der erste Muskel dieser Gruppe, der eingeklemmt wird. Durch die behutsame Kräftigung verbessern Sie die Durchblutung und fördern die Heilung.

Achtung

Wie schon die stehende Variante soll sich diese Übung angenehm in den Schultern anfühlen und keinesfalls schmerzen, sonst ist sie kontraindiziert.

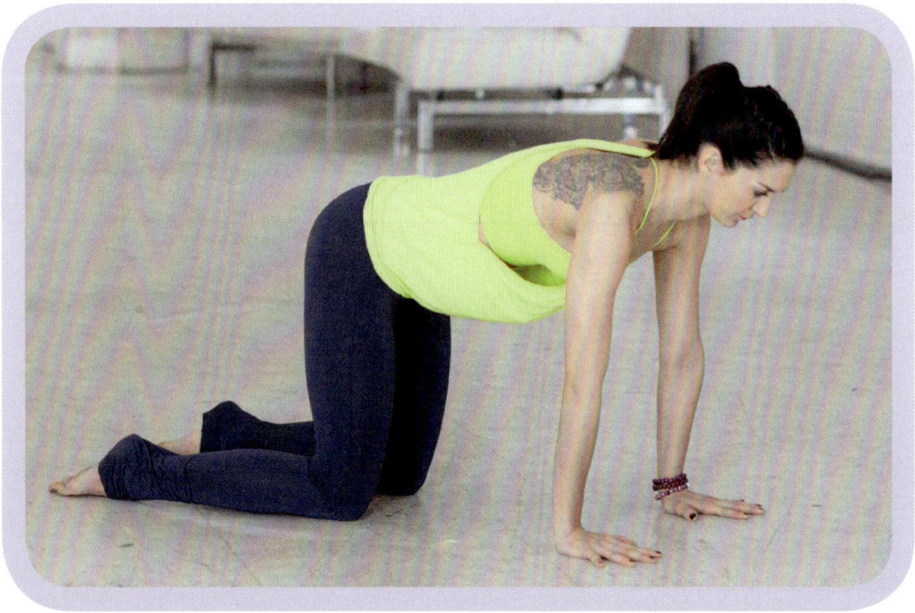

Gelangweilte Katze

1. Gehen Sie in den Vierfüßlerstand. Machen Sie die Arme lang und drücken Sie sich vom Boden ab. Schieben Sie die Schulterpartie Richtung Decke, sodass zwischen den Schulterblättern mehr Raum entsteht. Achten Sie darauf, dass die Handgelenke exakt unter den Schultern ausgerichtet sind.
2. Nun drehen Sie mit der Einatmung die Oberarme nach außen, sodass die inneren Armbeugen nach vorn weisen.
3. Mit der Ausatmung rotieren Sie die Oberarme nach innen, die inneren Armbeugen zeigen unter den Körper, etwa Richtung Bauch.
4. Diese Bewegung setzen Sie im Atemrhythmus fort, bis Sie ein Gefühl für die kräftigende Bewegung der Rotatorenmanschette entwickeln.

Effekt

Mit dieser Übung fördern Sie eine stabile Anbindung der Schulterblätter an den Rumpf. Gleichzeitig bewirkt die Kräftigung der Rotatorenmanschette eine optimale Zentrierung des Oberarmkopfes in der Gelenkpfanne.

Gelangweilter Schimpanse

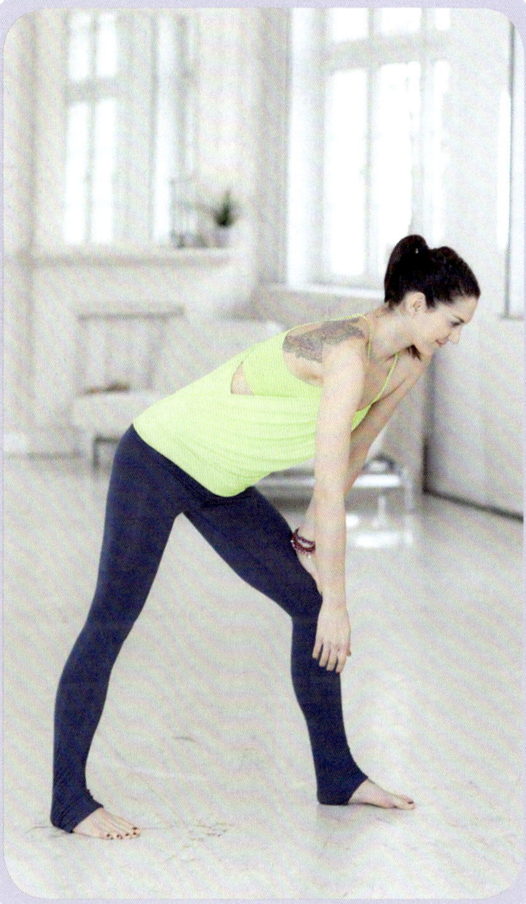

1. Setzen Sie die Füße in einen gemäßigten Ausfallschritt. Wenn wie hier das linke Bein vorn steht, stützen Sie die linke Hand auf dem Oberschenkel ab und lassen Sie den rechten Arm möglichst locker nach unten hängen.
2. Versuchen Sie, den Arm möglichst passiv in ein leichtes Baumeln zu bringen und dabei sein Gewicht weitgehend an die Schwerkraft abzugeben. Genießen Sie die Mobilisierung und Lockerung im Schultergelenk.
3. Anschließend wiederholen Sie die Übung auf der anderen Seite.

Effekt

Mit dieser Übung lockern Sie Ihre gesamte Schultermuskulatur. Der Oberarmkopf gleitet mit wenig Druck über seine Gelenkfläche, wodurch der Gelenksknorpel optimal genährt wird. Gleichzeitig übt die Schwerkraft einen sanften Zug auf die Rotatorenmanschette aus. Verletzte Fasern können sich so ausrichten und optimal heilen.

Hinweis

Beim »Gelangweilten Gorilla« im vorherigen Kapitel (siehe Seite 85) baumelt der Arm mitsamt des Schulterblattes, hier baumelt er aus dem Schultergelenk.

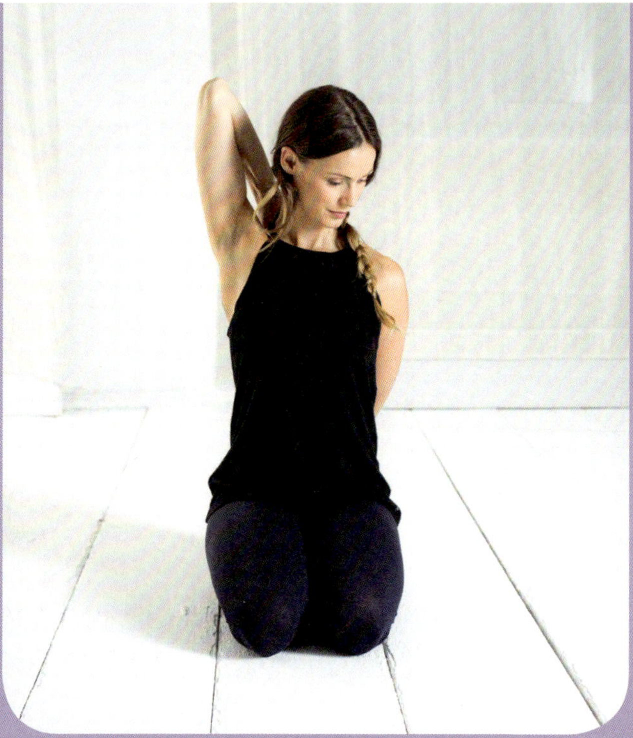

Hände hoch

Starke und bewegliche Arme durch starke und bewegliche Schultern

Nur wenn die Schultern flexibel und gesund sind, kann man seine Arme bewegen und kraftvoll einsetzen. Wie wichtig diese Beweglichkeit für unser Wohlbefinden und für die Yogapraxis ist, wodurch sie möglicherweise eingeschränkt wird und wie Sie sie wirksam fördern können, erfahren Sie hier.

Schlüsselrolle der Schulterbeweglichkeit

Beschwerden in einer begrenzten Körperregion sind niemals isoliert zu betrachten und zu behandeln. So wie Stress oft zu Verspannungen im Schulter-Nacken-Bereich führt, so strahlt umgekehrt eine Lockerheit dieser Körperregion ein Gefühl von wohliger Entspannung in den ganzen Körper aus. Aber was hat ein verspannter Nacken überhaupt mit der Beweglichkeit der Arme zu tun? Ganz einfach: Verspannte Nackenmuskeln übertragen ihre Zugkraft, den Faszien folgend, einerseits nach oben zur Schädelbasis, andererseits über die Oberkante des Schulterblatts bis in den Arm hinein. Die Folgen sind nicht nur die typischen Kopf- oder Schulterschmerzen, der Zug vom Nacken aus schränkt auch die Beweglichkeit der Schulterblätter ein. Langfristig kann dieser Bewegungsverlust sogar zu Verletzungen am Schultergelenk führen. Damit wird klar, dass frei bewegliche Schultern eine wichtige Voraussetzung für unser Wohlbefinden sind.

Doch nicht nur im Alltag, auch für viele Yogahaltungen spielt die Schulterbeweglichkeit eine Schlüsselrolle – die leider leicht übersehen wird. So entsteht zum Beispiel die Flexibilität für Rückbeugen bei Weitem nicht nur in der Wirbelsäule. Für Asanas wie Brücke oder Taube ist auch einiges an Beweglichkeit im Schultergürtel nötig.

Auch beim Handstand denkt man vermutlich eher an Kraft in den Armen und Balance im Rumpf als an Schulterbeweglichkeit. Dabei kann man nur dann harmonisch auf den Händen balancieren, wenn Arme, Rumpf und Beine in einer Senkrechten übereinander positioniert sind. Oft scheitert das am sogenannten Schulter-Rumpf-Winkel. Erfährt die Senkrechte hier einen Knick, ist enorme Kraft an anderer Stelle notwendig, um sich überhaupt oben zu halten.

Das Schulterblatt als Geheimnis für Beweglichkeit

Eine zweite Überraschung im Zusammenhang mit der Schulterbeweglichkeit ist die Rolle des Schulterblatts. Wussten Sie, dass nur etwa 50 Prozent der Gesamtbeweglichkeit des Arms im Schultergelenk entstehen? Die andere Hälfte des Bewegungsspielraums verdankt sich der Mitbewegung des Schulterblatts am Rumpf: Es gleitet in die Richtung, in die sich der Arm bewegt. Dieser Trick der Natur sorgt für eine ideale Kombination aus Beweglichkeit und Kraft in der Schulter:

- **Beweglichkeit:** Die vom Arm ausgehende Kraft überträgt sich auf eine möglichst große Knorpeloberfläche der Schultergelenkpfanne. So kann dieser Knorpel auch bei Beanspruchung lange gesund bleiben.
- **Kraft:** Alle am Schulterblatt entspringenden Muskeln bewegen sich zur Armbewegung. Auf diese Weise können sie auch in extremen Stellungen des Arms noch ihre Kraft entfalten.

Nur etwa 50 Prozent der Gesamtbeweglichkeit des Arms entstehen im Schultergelenk. Genauso wichtig ist die Bewegung des Schulterblatts.

Dabei ist die Aufteilung 50:50 trügerisch: Ist die Schulterbeweglichkeit eingeschränkt, so liegt das meist an jenen Komponenten, die aus der Mitbewegung des Schulterblatts entstehen. Es genügt also nur selten, lediglich das Schultergelenk selbst zu mobilisieren. Zusätzlicher Bewegungsraum entsteht vor allem aus der Mobilisierung des Schulterblatts. Doch die gute Nachricht ist: Das gelingt mit den richtigen Übungen relativ schnell.

Sechs Übungen für bewegliche Schultern

Mit diesen Übungen erweitern Sie auf effektive und gesunde Weise den Bewegungsraum Ihrer Schulterblätter. So können sich Ihre Arme freier bewegen, Sie fühlen sich rundum wohl und viele anspruchsvolle Yogapositionen fallen Ihnen deutlich leichter.

Schulterkreisen

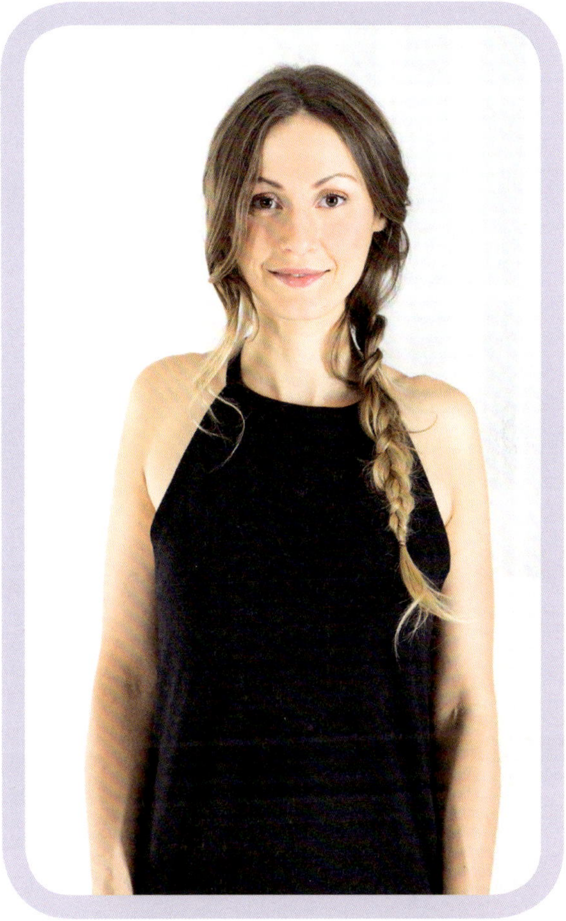

1. Sie beginnen in einer aufrecht sitzenden oder stehenden Position. Bewegen Sie mit der Einatmung Ihre Schultern langsam nach vorn und dann nach oben zu den Ohren.
2. Beim Ausatmen ziehen Sie die Schulterblätter hinten am Rücken zusammen und bewegen sie langsam nach unten.
3. Fahren Sie in möglichst großen und gleichmäßigen Kreisen fort, bis sich der Schulter-Nacken-Bereich angenehm warm anfühlt. Dabei ist es ganz normal, dass anfangs Knirsch- oder Knackgeräusche entstehen und eventuell Sehnen überspringen. Mit zunehmender Übung werden sich Ihre Schulterblätter immer geschmeidiger über den Rücken bewegen.

Effekt

Diese Übung bringt Bewegung in die Schulterblätter. Sie wärmt die führende Muskulatur auf und kräftigt sie zugleich. Das ist die beste Voraussetzung, um diesen Muskeln für die folgenden Übungen mehr Flexibilität zu verleihen.

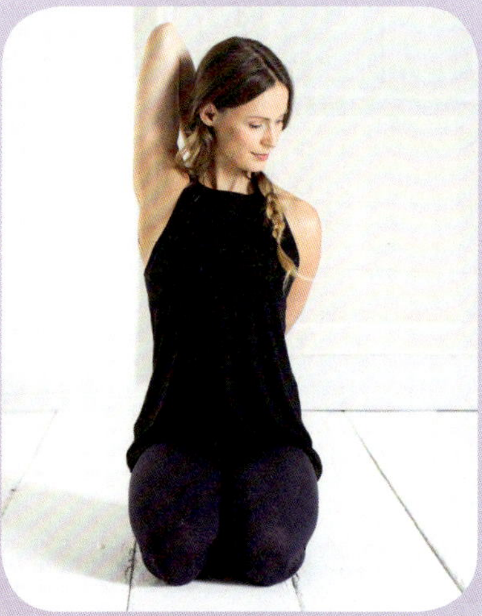

Kuhkopf

1. Beginnen Sie erneut aufrecht sitzend oder stehend. Heben Sie den rechten Arm und strecken Sie ihn maximal in die Höhe. Gleichzeitig strecken Sie den anderen Arm lang nach unten. Verweilen Sie einige ruhige Atemzüge lang in dieser Vorstreckung. Dabei spüren Sie, wie sich Ihre Schulterblätter allmählich mehr und mehr mitbewegen und die Arme länger zu werden scheinen.
2. Dann beugen Sie beide Ellenbogen so, dass die Hände zwischen den Schulterblättern sind. Bei ausreichender Flexibilität können Sie Ihre Finger ineinander verhaken.
3. Gelingt das (noch) nicht, nehmen Sie ein Band in die obere Hand, sodass es herabhängt, fassen es mit der unteren Hand und ziehen sich in die maximale Dehnung.
4. Um die Dehnung in die tiefere Muskelschicht zu lenken, senken Sie zusätzlich den Kopf schräg zum unteren Arm.
5. Genießen Sie die Dehnung im Schulter-Nacken-Bereich und an der Außenkante des oberen Arms mindestens fünf ruhige Atemzüge lang. Dann wiederholen Sie die Übung mit der anderen Seite.

Effekt

Allmählich bewegen sich die Schulterblätter mehr in Richtung Arm. So erfahren die führenden Muskel-Faszien-Züge eine angenehme Dehnung. Diese Übung hilft vor allem, im oft verkrampften Schulterblattheber (*Levator scapulae*) Länge zu entwickeln. Sie können ihn auf der Seite des oberen Arms im Nackenbereich spüren.

Hinweis

Die Übung heißt »Kuhkopf« oder auch »Kuhgesicht«, weil die Armhaltung an die ungleich langen Hörner einer indischen Kuh erinnert.

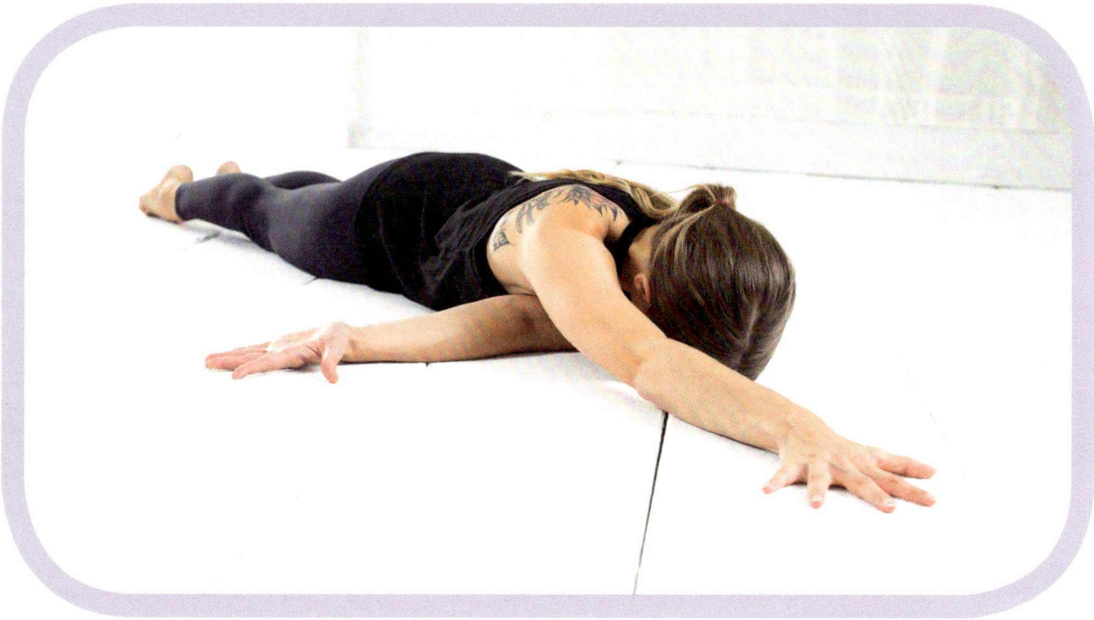

Dehnung der Rautenmuskel

1. Schieben Sie in der Bauchlage den linken Arm quer unter Ihrem Körper hindurch, die Handfläche zeigt zur Decke.
2. Gleichzeitig schieben Sie den rechten Arm nach vorn; die Hand »saugt« sich wieder am Boden fest. Die Dehnung zwischen den Schulterblättern wird umso intensiver, je mehr Sie sich von dem quer liegenden Arm wegziehen.
3. Genießen Sie diese Dehnung mindestens fünf bis zehn Atemzüge lang.
4. Wiederholen Sie die Übung mit der anderen Seite.

Effekt

Die Rautenmuskeln (*Musculi rhomboidei*) sind zwei kleine Muskeln zwischen den Schulterblättern. Sie ziehen die Schulterblätter zur Wirbelsäule hin – durchaus keine unbedeutende Funktion. Für die Beweglichkeit der Arme ist es jedoch wichtig, dass sie dem Schulterblatt auch ausreichend Spielraum lassen.

Dehnung des kleinen Brustmuskels

1. Schieben Sie aus der Bauchlage den rechten Arm leicht diagonal nach vorn. »Saugen« Sie sich mit der Handfläche am Boden fest und ziehen Sie Körper und Hand maximal auseinander. Dabei bewegt sich das Schulterblatt diagonal nach oben Richtung Hand.
2. Rotieren Sie vom Schulterblatt ausgehend den Oberarm nach außen/unten, als wollten Sie die Achselhöhle nach vorn wenden.
3. Nun stützen Sie sich langsam mit der linken Hand ab und drehen sich etwas hoch, wie zu einer Kraulschwimmbewegung. Gleichzeitig winkeln Sie den linken Unterschenkel an.
4. Kontrollieren Sie, dass die rechte Schulter fest am Boden und die Streckung im Arm erhalten bleibt.
5. Um den Muskel-Faszien-Zügen Zeit zu geben, sich in die Dehnung einzufinden, verweilen Sie mindestens fünf bis zehn ruhige Atemzüge lang in der Haltung.
6. Wiederholen Sie die Übung mit der anderen Seite.

Effekt

Der kleine Brustmuskel (*Musculus pectoralis minor*) in der tiefsten Schicht der Brustmuskulatur gehört zu den am häufigsten verspannten Muskeln des Schultergürtels. Das schränkt die Beweglichkeit des Schulterblatts ein. Die Übung bewirkt eine intensive Dehnung und hilft, hier Weichheit und Flexibilität zu entwickeln.

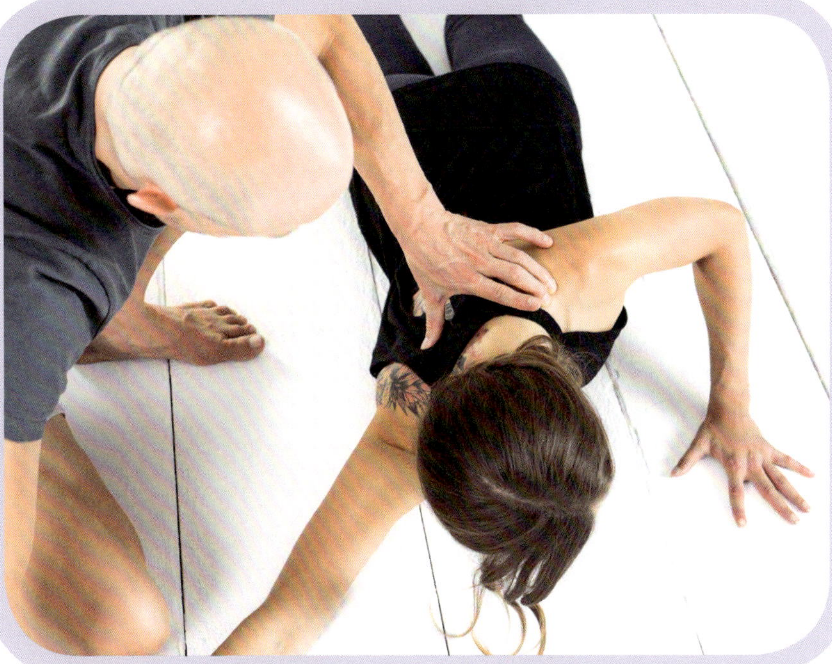

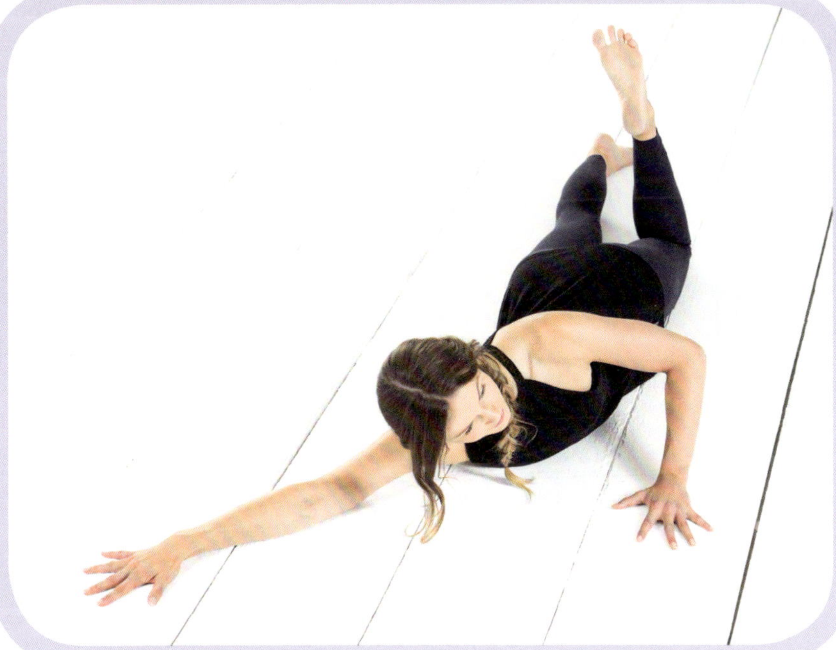

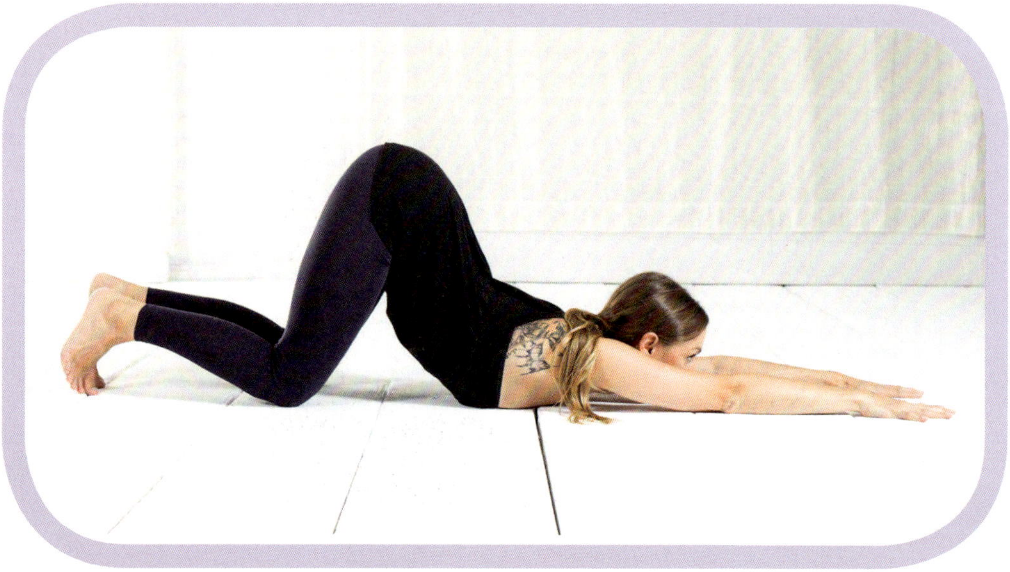

Spielender Hund

1. Diese Übung beginnt im Vierfüßlerstand, Zehen aufgestellt.
2. Schieben Sie beide Arme weit nach vorn und legen Sie Ihr Kinn auf den Boden.
3. Um die Dehnung noch zu intensivieren, ziehen Sie den Oberkörper von den am Boden »festgesaugten« Händen nach hinten weg. Spüren Sie, wie sich Ihre Schulterblätter allmählich weiter mitbewegen, Ihre Brust schwer und glatt am Boden aufliegt und die Arme länger zu werden scheinen.
4. Genießen Sie auch diese Dehnung mindestens fünf bis zehn ruhige Atemzüge lang.

Effekt

Diese Übung entwickelt die Flexibilität der Schulterblätter in die Richtung, die wir für den Handstand und viele Rückbeugen benötigen.

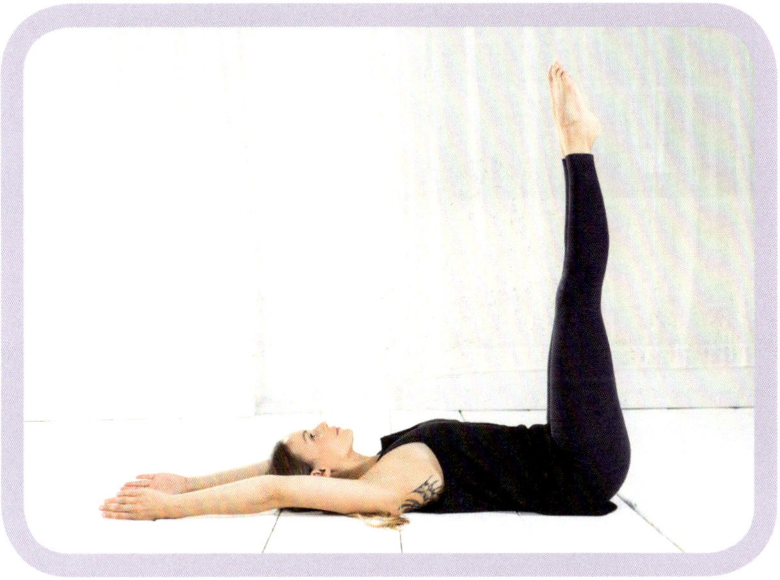

Das liegende L

1. Stellen Sie in der Rückenlage die Füße dicht am Gesäß auf und drücken Sie Ihre Lendenwirbelsäule bewusst auf den Boden. Der Bodenkontakt soll während der gesamten Übung erhalten bleiben.
2. Heben Sie die Beine, entweder wie hier gezeigt lang gestreckt oder mit leicht gebeugten Knien, wenn das angenehmer ist.
3. Strecken Sie beide Arme weit hinter den Kopf aus. Die Handflächen weisen dabei zueinander und haben etwa zwei bis drei Faust breit Abstand zueinander.
4. Drehen Sie die Arme von den Schulterblättern aus so, als wollten Sie mit den Achselhöhlen zur Körpermitte hin zeigen.
5. Dann arbeiten Sie aktiv in zwei Richtungen: Zum einen ziehen Sie die Arme lang nach hinten. Zum anderen versuchen Sie, Ihre Oberarme Richtung Boden zu drücken, ohne dabei mit den Achselhöhlen nach außen zu fallen. Auch in dieser Haltung bleiben Sie fünf bis zehn Atemzüge lang.

Effekt

Sieht unspektakulär aus, ist aber enorm wirkungsvoll, um die für Handstand und Rückbeugen nötige Flexibilität im Schultergürtel zu entwickeln.

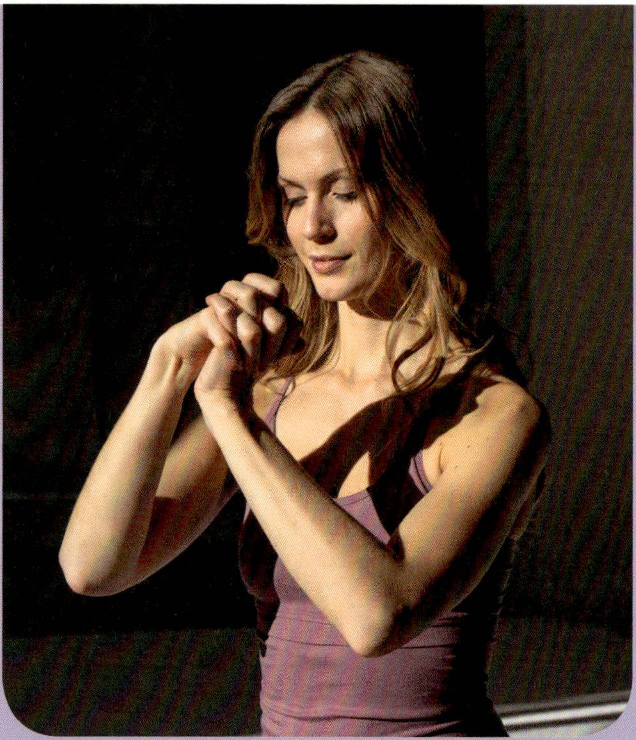

Handlungsbedarf

Kraft und Beweglichkeit in den Händen

Die menschliche Hand ist wahrlich ein Wunderwerk an Beweglichkeit, Präzision und Sensitivität. Einem solchen Profi der Feinmotorik mag man es eigentlich gar nicht zumuten, viel Körpergewicht zu tragen. Mit der richtigen Technik ist aber nicht nur das möglich – armgestützte Yogahaltungen werden so auch gesünder und müheloser.

Die Aufgaben des Handgelenks

Widerspenstige Reißverschlüsse zumachen, auf dem Handy tippen, Zwiebeln schneiden, Gitarre spielen: Wenn wir im Alltag »alle Hände voll zu tun haben«, dann meinen wir meistens feinmotorische Aufgaben. Sehr häufig sind diese Tätigkeiten aber auch recht eintönig, etwa wenn wir stundenlang am Schreibtisch sitzen und am Computer arbeiten.

Ganz unterschiedliche Aufgaben kommen dagegen schon ab der ersten Yogastunde auf die Hände zu: Yogis stützen sich viel auf ihren Händen ab und muten ihnen dabei zu, einen mehr oder minder großen Teil des Körpergewichts zu tragen. Damit das auf gesunde Weise gelingen kann, benötigen Hand und Handgelenk Zeit, um sich an bislang ungewohnte Herausforderungen anzupassen.

Mehr als nur ein Gelenk

Genau betrachtet lenken acht kleine Knöchelchen die Kraft von den fünf Mittelhandknochen in die beiden Knochen des Unterarms (Elle und Speiche). Es handelt sich also bei der Verbindung um ein äußerst filigranes und komplexes Konstrukt. Hier sind zwei dominante, quer verlaufende Gelenkachsen zu erkennen:

1. **Das proximale Handgelenk** (körpernah, an den Unterarmknochen): Hier grenzt die Handwurzel an die Speiche. Dieses Gelenk ist hauptsächlich für die Beugung Richtung Handinnenfläche (Palmarflexion) bestimmend. Die Beweglichkeit in die Streckung (Dorsalextension, wie beim Handstand) hingegen hängt relativ wenig von diesem Gelenk ab.

2. **Das distale Handgelenk** (körperfern, zwischen den Handwurzelknochen): Es zieht sich ebenfalls quer mitten durch die Handwurzel, trennt quasi die beiden Reihen der Handwurzelknochen. Hier findet ein Großteil der Streckung statt, dafür spielt es bei der Beugung (Flexion) nur eine untergeordnete Rolle. Die Kunst, dem Handgelenk in Stützpositionen auf gesunde Weise allmählich Gewicht zu übergeben, hat zwei Aspekte:

   - **Flexibilität in der Streckung:** Die Streckung des Handgelenks (Dorsalextension) wird im Alltag wenig gebraucht. Im Stütz hingegen befindet sich das Handgelenk in fast maximaler Extension. Dabei sollte ein Großteil der Beweglichkeit im distalen Handgelenk stattfinden. Das proximale Handgelenk befindet sich im Handstand dann fast senkrecht über dem distalen. Sie können das an zwei deutlich zu erkennenden Falten auf der Oberseite des Handgelenks erkennen.

- **Kraft für die Gewölbestruktur:** Der zweite Schlüssel für ein angenehmes und sicheres Stützen ist die Kraft in den Fingern. Die Hand trägt in der für das Stützen notwendigen Streckhaltung enorm viel Körpergewicht. Durch muskuläre Aktivität wird es möglich, das proximale Handgelenk zu heben und so über dem distalen zu balancieren. Es entsteht eine Gewölbestruktur im Handgelenk und in der hohlen Hand. Das Körpergewicht wird auf diese Weise sinnvoll aufgefangen und – wie bei Pfeilern in einem Kirchengewölbe – gleichmäßig an den Boden abgegeben.

Verletzungen am Handgelenk

Einerseits ist das Handgelenk filigran gebaut, andererseits nutzen wir seine natürliche Fähigkeit, viel Gewicht zu tragen, in der Regel selten. Daher sind Verletzungen am Handgelenk recht häufig, denn eine plötzliche hohe oder ungewohnte Belastung führt schnell zur Überforderung. Solch eine Überbelastung kann zum Beispiel bei Stürzen auftreten. Doch auch eine wiederkehrende, für die vorhandene Belastbarkeit zu hohe Beanspruchung führt zu Beschwerden und schlussendlich zu Verletzungen. Vor allem Yoganeulinge beginnen oft zu rasch und zu intensiv mit Stützhaltungen. Aber auch erfahrene Übende sind nicht selten Opfer ihres Ehrgeizes.

Kein Wunder: Anspruchsvolle Armbalancen gelten in der Yogaszene oft als Königsdisziplin. In jedem Fall sollte ein schmerzendes Handgelenk als Warnsignal verstanden werden, denn chronische Überlastung kann das Gelenk langfristig schädigen und etwa zum Erweichen oder Absterben des Mondbeins (*Lunatummalazie*) und damit zu langfristigen Problemen führen.

Fünf Übungen für starke und gleichzeitig bewegliche Handgelenke

Mit den folgenden Übungen können Sie systematisch die Flexibilität und Kraft der Handgelenke aufbauen und sie so auf größere Belastungen vorbereiten.

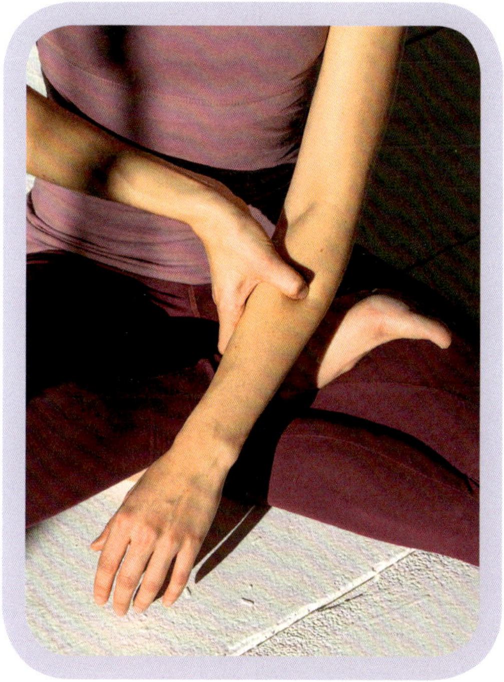

Längsfriktion und Faszienliften

1. Streichen Sie die Faszien Ihres Unterarms längs nach unten aus. Auf der Handrückenseite hat es sich bewährt, am äußeren Ellenbogen (*Epicondylus lateralis*) zu beginnen. Von hier aus folgen Sie mit sanftem Druck von Daumen oder Zeige- und Mittelfinger dem sich von ganz allein ergebenden Verlauf der Faszien bis zum Handrücken.
2. Wiederholen Sie diese Bewegung mehrmals von unterschiedlichen Punkten startend. Je nachdem, wo sie oben beginnen, wird der Faszienverlauf Sie immer ein wenig anders zum Handrücken führen.
3. Auf der Handflächenseite beginnen Sie das Ausstreichen am Handteller und streichen längs nach oben Richtung Armgelenk bis zur Vorwölbung auf der inneren Seite des Oberarmknochens (*Epicondylus medialis*).
4. Anschließend heben Sie mit Zeigefinger und Daumen die Haut über dem Handgelenk und der Handwurzel etwas ab und lassen diese Falte mit tippelnden Bewegungen der Finger rund um das Handgelenk wandern.

Effekt

Diese Übungen lösen Verklebungen der Faszien und helfen, die Fasern nach älteren Verletzungen wieder glatt und gerade auszurichten. Beim Karpaltunnelsyndrom (KTS) ist vor allem die Längsfriktion auf der Handflächenseite sehr wirksam. Beim Golfer- oder Tennisellenbogen bringt die Hautfaltentechnik oberhalb des Ellenbogens oft rasche Linderung.

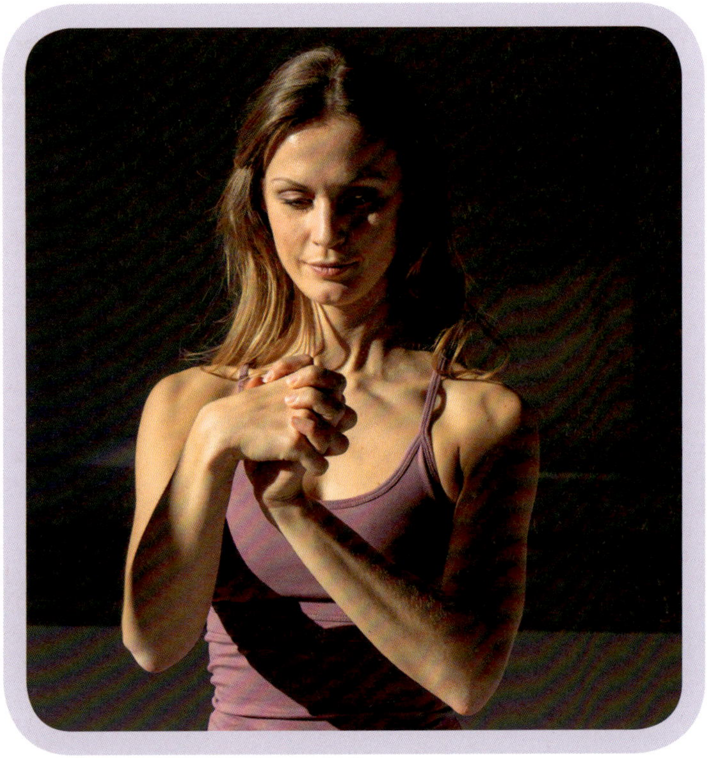

Lockern des Handgelenks

1. Verschränken Sie die Finger, halten Sie die Hände vor der Brust und führen Sie damit zunächst locker kreisende, beziehungsweise eiernde Bewegungen durch.
2. Wechseln Sie die Bewegungsrichtung.
3. Anschließend ziehen Sie die Arme etwas auseinander, sodass sich die Handgelenke in gerader Verlängerung der Unterarme befinden. Die Finger bleiben verschränkt und halten den Zug aus. Kreisen und lockern Sie die Handgelenke auch in dieser Haltung, also unter Spannung.
4. Zum Abschluss schütteln Sie die Hände locker aus.

Effekt

Diese Übung mobilisiert die Knöchelchen der Handwurzel. Durch die Bewegung wird Gelenkflüssigkeit gebildet und zwischen den Knochen verteilt. Diese Flüssigkeit nährt den Gelenkknorpel.

Mobilisation und Aufrichtung des Handgelenks

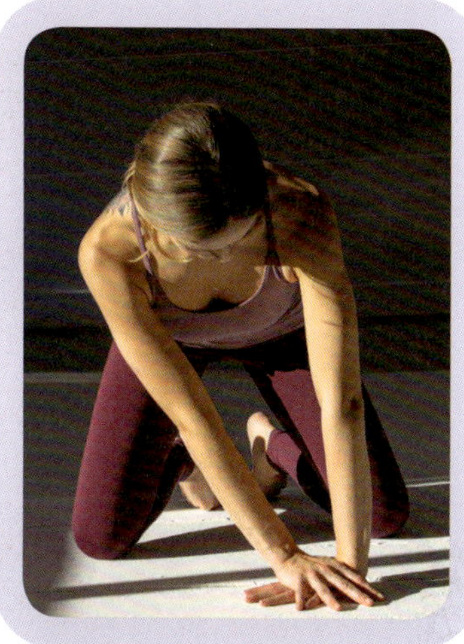

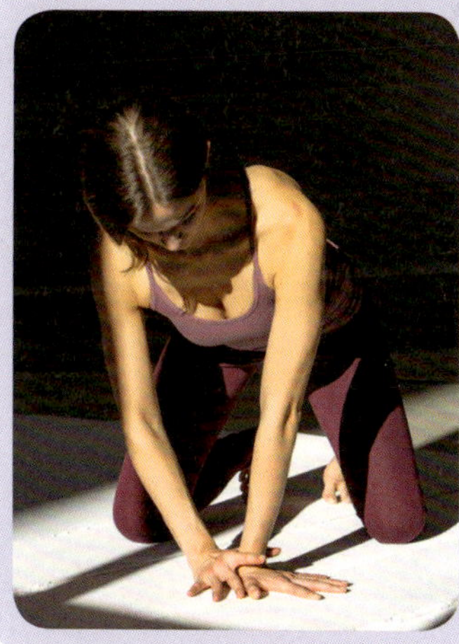

1. Gehen Sie in den Vierfüßlerstand. Platzieren sie die Hände so, dass die Handgelenke senkrecht unter den Schultern stehen und die Finger weit gespreizt nach innen weisen. Achten Sie darauf, das Gewicht dabei flächig auf der ganzen Hand und allen Fingern zu verteilen.
2. Lösen Sie die rechte Hand vom Boden und legen Sie sie so auf den Handrücken der linken Hand (Stützhand), dass ihre »Schwimmhaut«, also die Haut zwischen Daumen und Zeigefinger, möglichst weit unten am Handrücken, also etwa am distalen Handgelenk, platziert ist. Verlagern Sie das Körpergewicht auf die linke Hand (Stützhand).
3. Schieben Sie mit der rechten Hand das distale Handgelenk der linken Hand (Stützhand) weg von den Fingern und drücken Sie den Handteller gleichzeitig zu Boden. Um die Mobilisation im distalen Handgelenk zu intensivieren, können Sie Ihre Schulter gleichzeitig bei gestrecktem Arm über Ihren Handrücken schieben.
4. Im zweiten Schritt drehen Sie die linke Hand (Stützhand) um 180 Grad, sodass die Finger nach außen zeigen. Wie zuvor sollte die Schulter direkt über dem Handgelenk stehen, die Finger sind weit gespreizt.
5. Umfassen Sie das Handgelenk der linken Hand (Stützhand) mit Zeigefinger und Daumen der rechten Hand.
6. Schieben Sie mit der rechten Hand das proximale Handgelenk gleichzeitig nach oben und etwas nach vorn in Richtung der Finger. So entsteht allmählich mehr Höhe im Handgelenk der linken Hand (Stützhand). Wieder können Sie durch ein Mitbewegen der Schulter bei gestrecktem Arm in Richtung Finger die Dehnung intensivieren.
7. Wiederholen Sie beide Übungen auf der anderen Seite.

Effekt

In der Kombination mobilisieren diese beiden Übungen das distale Handgelenk. So können Stützbewegungen auf gesunde Weise ausgeführt werden.

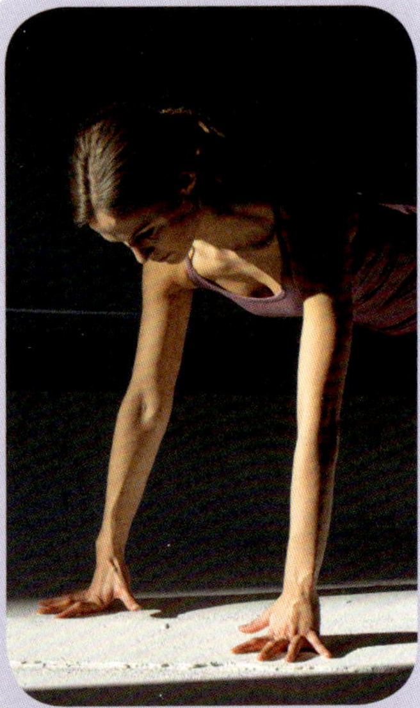

Handliegestütz

1. Fächern Sie im Vierfüßlerstand die Finger weit auf.
2. Heben Sie die Handballen mit der Kraft der Unterarme (und nicht aus den Schultern!) und lassen Sie sie langsam wieder absinken. Achten Sie darauf, dass die Daumen nicht das Gewicht tragen. Diese Übung soll die Unterarme kräftigen, nicht die Daumen. Wenn die Unterarme anfangs noch nicht kräftig genug sind, heben Sie die Hände im Wechsel. Versuchen Sie, die Schultern während der gesamten Übung über den Händen zu halten und nicht mit dem Oberkörper nach hinten auszuweichen – auch wenn die Übung bei weniger Gewicht wesentlich leichter auszuführen ist.

Effekt

Diese Übung stabilisiert und kräftigt das Handgelenk. Sie ist deshalb die Lieblingsübung aller Handstandakrobaten und aller Yogis, die gerne auf den Händen stehen.

Varianten

Probieren Sie die gleiche Übung auch in der schiefen Ebene (leichter) und im herabschauenden Hund (schwerer). Nach einiger Zeit wird es Ihnen vielleicht sogar gelingen, einen kompletten Sonnengruß auszuführen und dabei die Handballen stets einige Millimeter über dem Boden zu halten. Diese Kraft ist essenziell, wenn Sie sich ernsthaft am Handstand versuchen wollen.

Achtung

Führen Sie diese Übung nicht aus, wenn Sie unter Arthrose oder einem Karpaltunnelsyndrom leiden. Die Übung ist durchaus anspruchsvoll. Nehmen Sie sich Zeit, sie allmählich zu entwickeln.

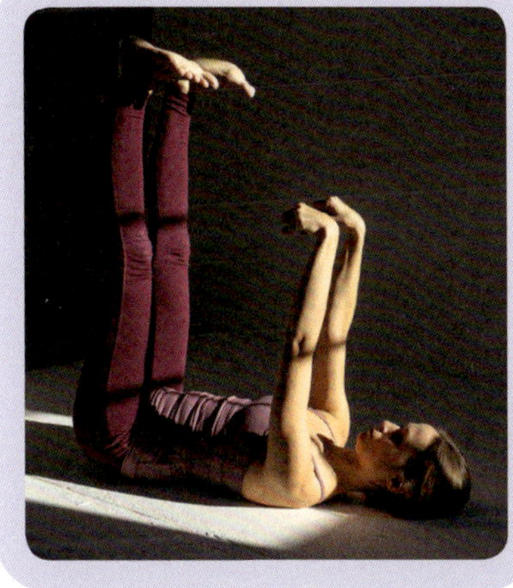

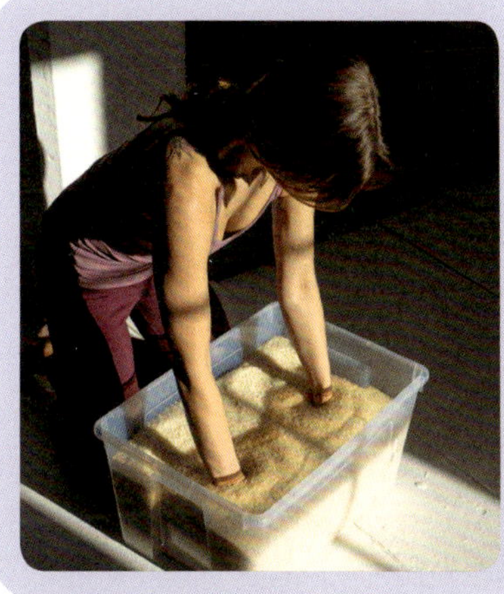

Handgelenkstabilisierung

1. Strecken Sie in Rückenlage Arme und Beine senkrecht nach oben. Kopf und Oberkörper bleiben entspannt auf der Matte liegen, die Lendenwirbelsäule hat immer Kontakt zum Boden.
2. Führen Sie mit Händen und Füßen kreisende Bewegungen aus.
3. Ballen Sie die Hände abwechselnd zu Fäusten und spreizen Sie die Finger wieder auf. Bereits nach überraschend kurzer Zeit werden Sie die Anstrengung in den Unterarmen spüren. Gleichzeitig krallen Sie die Zehen an und spreizen auch diese – immer im Wechsel. Von dem Kreisen, Krallen und Spreizen profitieren ganz nebenbei auch Ihre Fußgelenke.
4. Noch effektiver ist die Übung für die Handgelenke – wegen des Widerstands – in einer mit Reis gefüllten Kiste. Dazu tauchen Sie die Hände bis zum Handgelenk in den Reis und lassen sie zunächst in beide Richtungen kreisen.
5. Im Anschluss führen Sie die greifenden und streckenden Bewegungen aus. Das geht übrigens auch mit den Füßen.

Effekt

Diese Übung dient der Stabilisierung und Kräftigung des Handgelenks und der Finger. Therapeutisch sehr effektiv wirkt die Variante in der Reiskiste bei Arthrose in den Handgelenken oder in den Fingern. Beim Karpaltunnelsyndrom hingegen ist nur die Variante in Rückenlage, sanft ausgeführt, empfehlenswert.

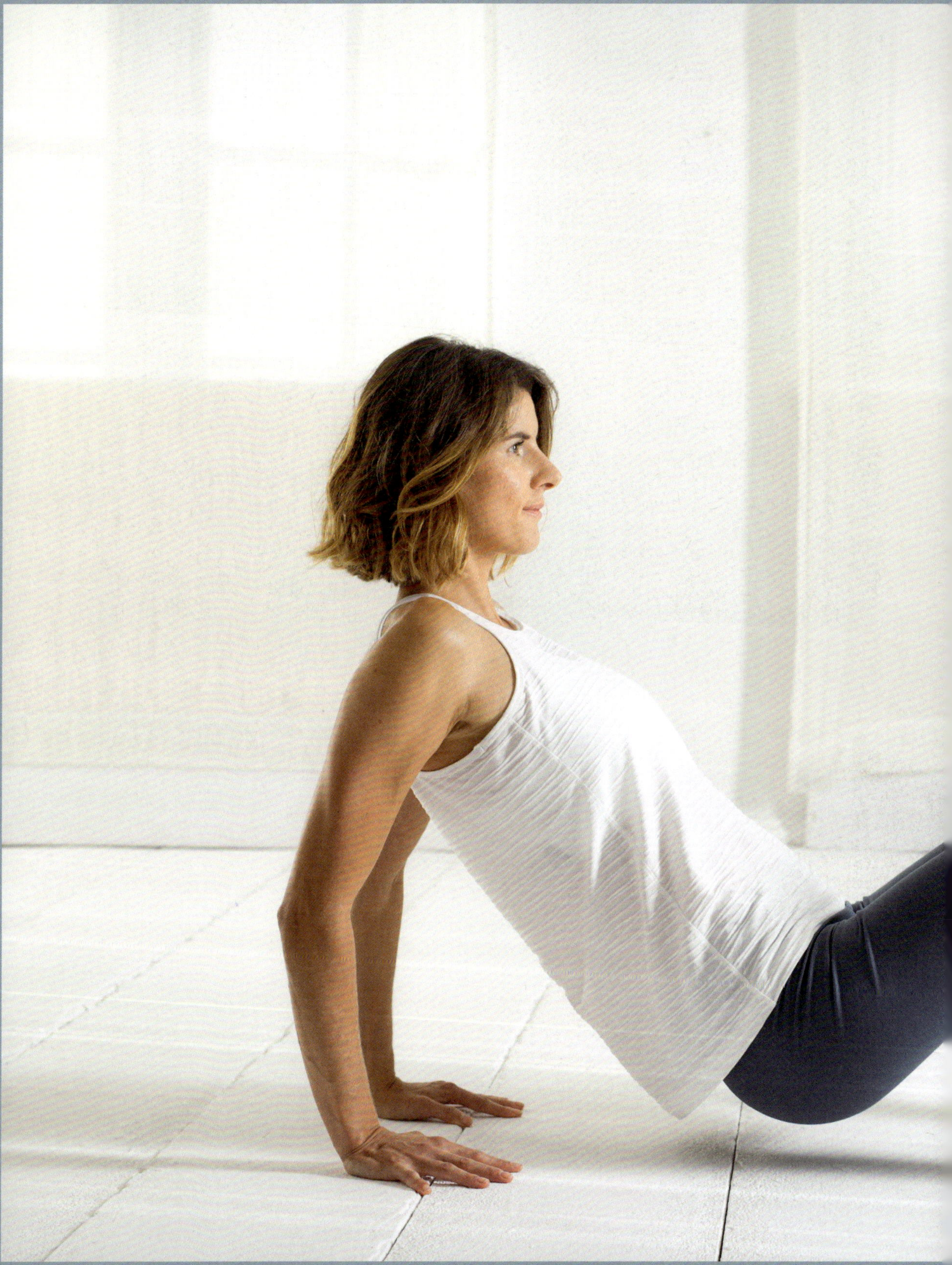

Übungen für gesunde Beine

Die Beine tragen die meiste Zeit des Tages unser Körpergewicht. Beschwerden in diesem Bereich empfinden wir daher oft als besonders störend. Wir spüren sie buchstäblich bei jedem Schritt.

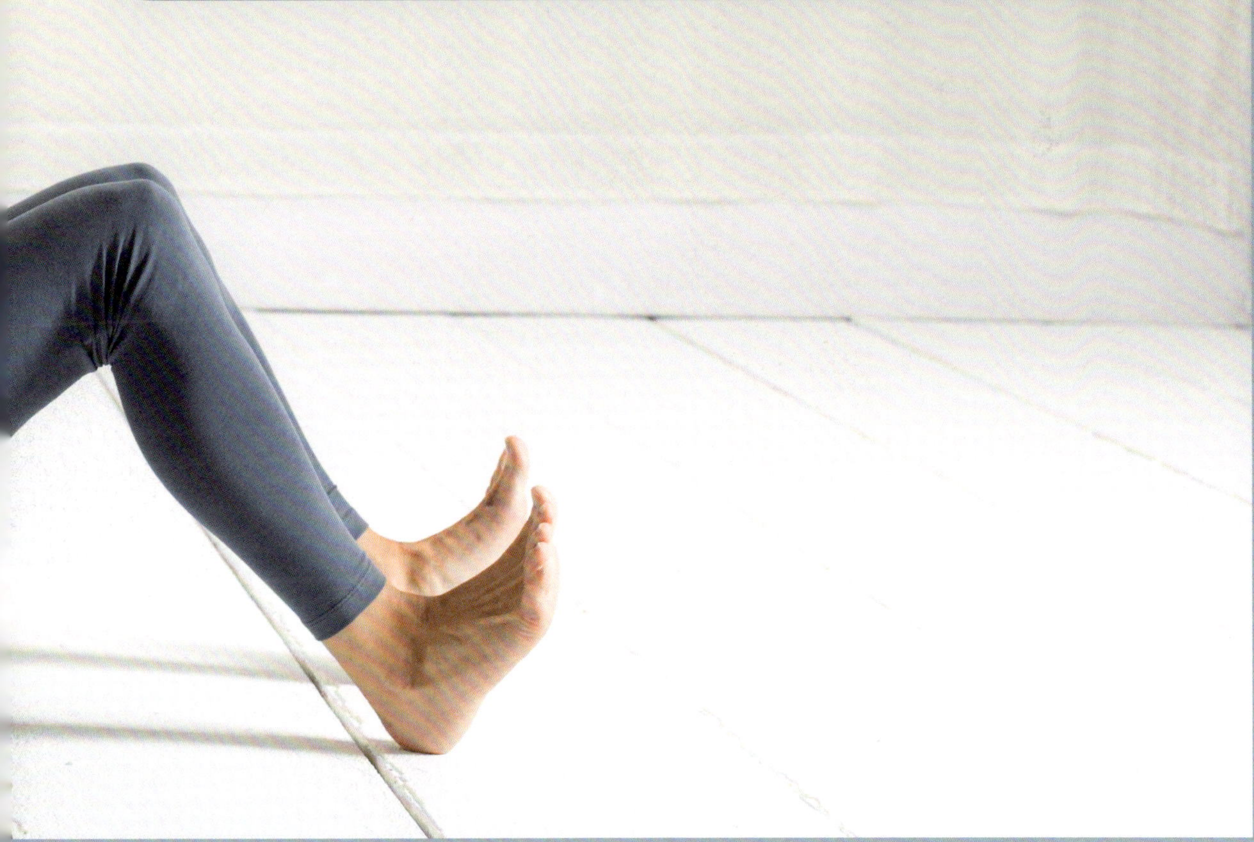

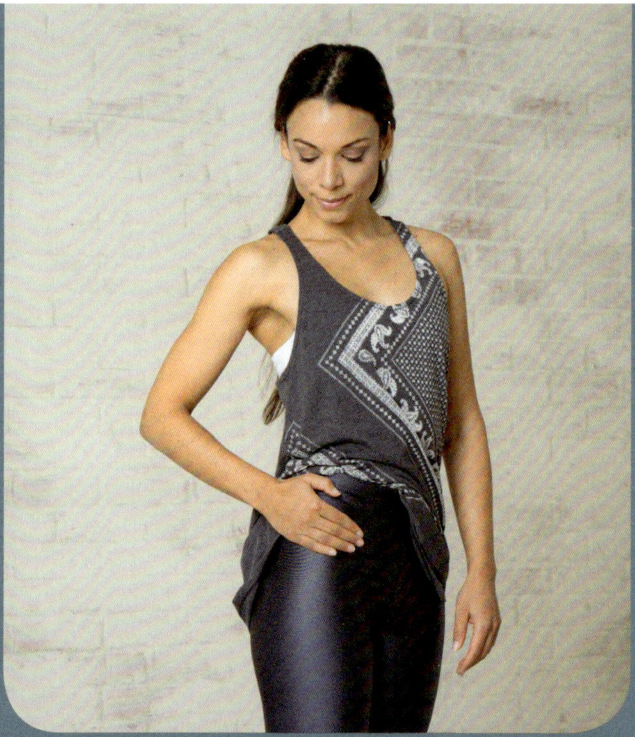

Dreh- und Angelpunkt

Die Hüfte als großes, zentrales Gelenk im Körper

Das Hüftgelenk kann man durchaus als Dreh- und Angelpunkt des Körpers bezeichnen: Es bewegt die Beine bei gleichzeitig stabilem Rumpf [zum Beispiel beim Gehen] oder den Rumpf bei gleichzeitig stabilen Beinen [etwa beim Bücken oder beim Drehen des Oberkörpers] – oder beides. Auch bei vielen Asanas spielt der Bewegungsraum des Hüftgelenks eine zentrale Rolle.

Die knöcherne und muskuläre Führung des Hüftgelenkes

Das Hüftgelenk verbindet Becken und Oberschenkelknochen und die besondere Konstruktion – im Zusammenspiel mit dem abgeknickten Kreuzbein – ermöglicht dem Menschen einen aufrechten Gang. Um stabil zu sein, ist der Gelenkkopf zu mehr als der Hälfte von der Gelenkpfanne umhüllt – das Gelenk ist somit knöchern geführt.

Zusätzlich ziehen 23 Muskeln (drei Extensoren, vier Flexoren, fünf Adduktoren, fünf Abduktoren und sechs kleine Außenrotatoren) von allen Seiten in diversen Richtungen über das Hüftgelenk. Kaum ein anderes Gelenk besitzt eine derart stark ausgebildete muskuläre Ummantelung. Diese muskuläre Hülle hilft, das gesamte Bewegungsspektrum des Kugelgelenks zu nutzen – also den Oberschenkel rotierend zu bewegen.

Arbeiten die beteiligten Muskeln harmonisch und korrekt zusammen, halten sie den Hüftkopf in jeder denkbaren Beinhaltung schwebend in der Mitte der Hüftpfanne. Ist dies nicht der Fall, entstehen schnell spürbare Probleme, die erhebliche Einschränkungen in der Bewegung mit sich bringen können.

Risiken für das Hüftgelenk

Ist das Muskelgleichgewicht gestört, kann es zu den folgenden Phänomenen und Symptomen kommen.

Schnappende Hüfte

Sobald ein einseitiges Bewegungsspektrum die einen Muskeln verkürzt und die anderen abschwächt, ist die Balance gestört. Als Zeichen dieser Dysbalance springen dann Muskel-Faszien-Züge bei Bewegung übereinander. Typisch ist dabei ein Springen seitlich im Bereich des *Musculus tensor fasciae latae* (Schenkelbindenspanner, Teil der äußeren Hüftmuskeln), die sogenannte Läuferhüfte.

Nicht ganz so häufig, aber ebenfalls charakteristisch ist ein Umschlagen in der Leistengegend: Dort springen die Stränge des *Musculus iliacus* (Darmbeinmuskel) und des *Musculus psoas major* (großer Lendenmuskel) übereinander und führen zur sogenannten Tänzerhüfte.

Impingement-Syndrom

Als Ursache der knöchernen Führung und durch die Nähe der beiden Gelenkpartner kommen oft Klemmphänomene (Impingement-Syndrom) vor. Ursache ist nicht immer eine Verdickung des Oberschenkelknochens (CAM) oder eine zu enge Pfannenöffnung (Beißzangen-Impingement oder Pincer), sondern häufig der Oberschenkelkopf, der unharmonisch in seiner Pfanne rollt. Erst wenn er wiederholt anstößt, verdickt sich der Knochen und zeigt das typische Bild eines zu breiten Oberschenkelhalses (CAM) oder eines verdickten Pfannenrands (Pincer).

Diese Kollision der beiden Gelenkpartner und seine gravierenden Folgen lassen sich jedoch mit gezielten Übungsfolgen vermindern: Sind die Muskeln rings um das Gelenk in einem harmonischen Gleichgewicht, halten sie den Gelenkkopf in der Bewegung stets optimal in der Gelenkpfanne zentriert.

Arthrose

Da auf das Hüftgelenk starke Kräfte wirken, ist die Belastung auf den Gelenkknorpel recht hoch. Schon geringe anatomische Unterschiede, wie beispielsweise eine kleinere knöcherne Ummantelung des Oberschenkelkopfes, können den Druck weiter verstärken. Wenn die Muskulatur aus der Balance gerät, kommt es schnell zu einer einseitigen Belastung. Mit der Zeit, oft dauert es Jahre, kann der Knorpel so Schaden nehmen und es entsteht eine Arthrose. Kein Wunder also, dass das Hüftgelenk, noch vor dem Kniegelenk, am häufigsten von Arthrose betroffen ist: Etwa fünf Prozent der über 60-Jährigen leiden darunter.

Fünf Übungen für eine gesunde Hüfte

Egal, ob Sie präventiv handeln möchten oder bereits erste kleinere Beschwerden haben: Mit diesen Übungen können Sie das gesunde Zusammenspiel der Muskeln fördern, das Gelenk in seine harmonische Schwebe bringen und sich so den natürlichen Bewegungsraum Ihres Hüftgelenks erschließen.

Faszientechniken: Längsfriktion und Faszienliften

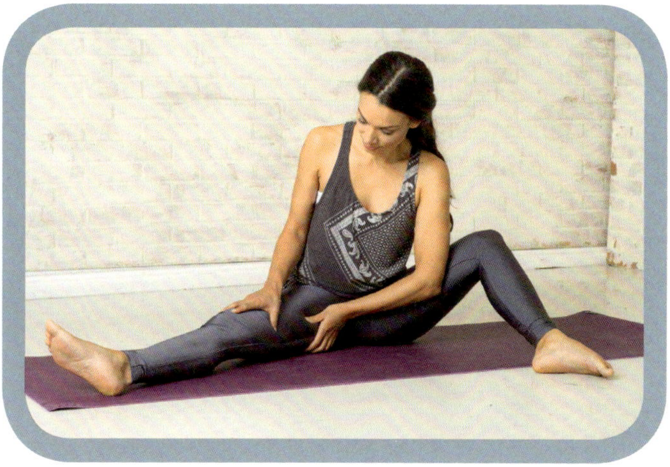

1. Setzen Sie sich mit gestreckten Beinen wahlweise auf den Boden oder auf eine Stuhlkante.
2. **Längsfriktion:** Fahren Sie mit sanftem Daumendruck an der Innenseite des rechten Oberschenkels von der Hüftbeuge bis über das Kniegelenk hinaus entlang. Wiederholen Sie dieses Ausstreichen mit mehreren parallelen Linien, indem Sie immer weiter in Richtung Beinvorderseite wandern.
3. Streichen Sie vom Darmbeinstachel (siehe Seite 41) dicht innerhalb an der Kniescheibe vorbei über das Kniegelenk den Faszienzug aus.
4. Wechseln Sie zur Beinaußenseite: Beginnen Sie die Linienführung mit den Daumen am großen Rollhügel (*Trochanter major*, siehe Seite 150) und wandern Sie über das Außenband am Kniegelenk nach unten. Arbeiten Sie sich mit jedem Ausstreichen weiter nach vorn, bis Sie schließlich wieder am vorderen Darmbeinstachel beginnen und dicht außerhalb an der Kniescheibe vorbei über das Kniegelenk streichen. Bearbeiten Sie das andere Bein auf die gleiche Weise.
5. **Hautfaltentechnik:** Behandeln Sie nun dieselben Linien wie zuvor, nur dieses Mal, indem Sie mit Daumen und Fingern eine Hautfalte greifen und diese langsam mit krabbelnden Fingern nach unten rollen. Wenn sich die Haut nur schwer heben lässt, verschieben Sie alternativ mit kreisenden Fingern die Oberhaut auf dem Unterhautfettgewebe. Bearbeiten Sie das andere Bein auf die gleiche Weise.

Effekt

Diese beiden Übungen lösen Verklebungen der Faszien und lassen die Faszienschichten wieder frei übereinandergleiten. Dadurch erhält das Hüftgelenk mehr Raum für seine natürliche Bewegung.

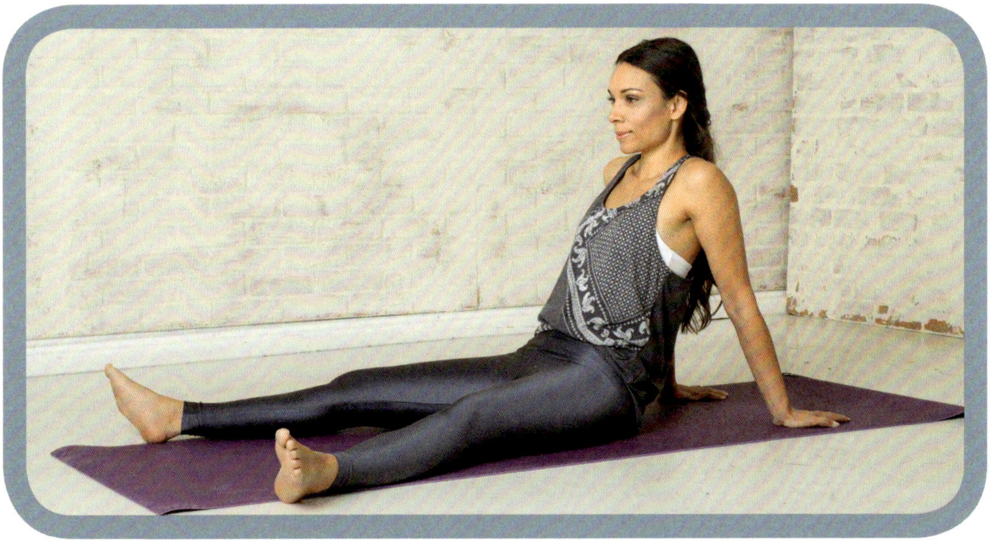

Lockere Rotationen im Sitzen

1. Setzen Sie sich mit gestreckten und leicht gespreizten Beinen auf den Boden, die Füße fallen locker nach außen. Stützen Sie sich mit den Händen bequem nach hinten ab.
2. Drehen Sie mit möglichst wenig Krafteinsatz die gestreckten Beine mit weiterhin lockeren Füßen aus dem Hüftgelenk heraus nach innen und außen. Beide Füße gehen nach innen, dann beide nach außen. Versuchen Sie, ein möglichst passives Rollen im Hüftgelenk entstehen zu lassen. Die Bewegung erfolgt etwa aus der Beinmitte heraus. Das Ganze kann recht flott ausgeführt werden.
3. Nach einer Weile beenden Sie die Übung und spüren in die Beine hinein. Ein leichtes Kribbeln ist ganz normal.

Effekt

Diese Übung hilft, die Hüftmuskulatur zu lockern. Der Hüftgelenkskopf findet so seine natürliche Mittellage in der Gelenkpfanne. Die rotierenden Gleitbewegungen verteilen darüber hinaus Gelenkschmiere über den Knorpel und nähren ihn – ein weiterer wichtiger Beitrag für eine gesunde und flexible Hüfte.

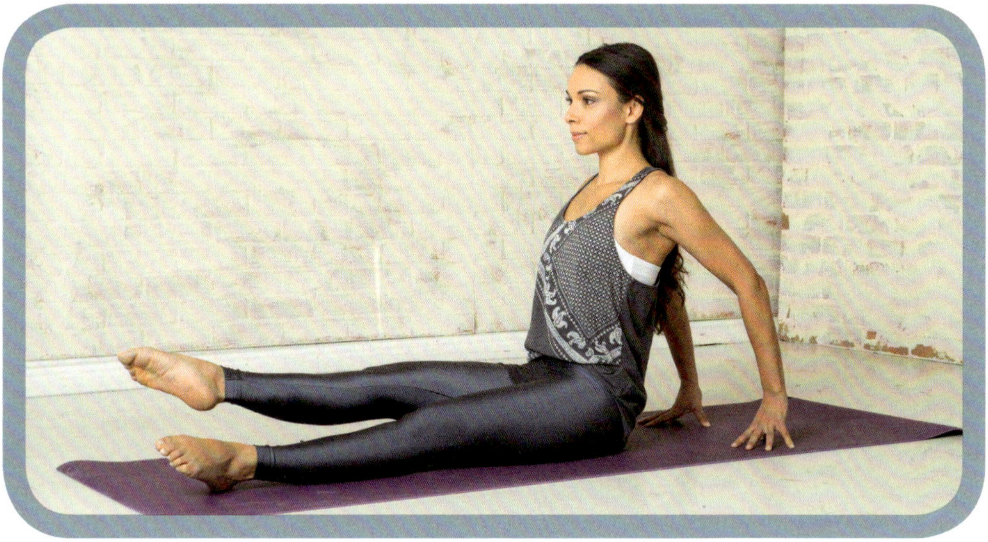

Zentrierende Kreise im Sitzen

1. Bleiben Sie auf der Matte sitzen, aber richten Sie den Oberkörper etwas auf. Für diese Übung brauchen Sie eine Grundspannung in der Bauchmuskulatur.
2. Heben Sie Ihr rechtes Bein einige Zentimeter an und strecken Sie es mit gestrecktem Fuß und Zehen so weit wie möglich von sich weg.
3. Rotieren Sie das Bein aus dem Hüftgelenk heraus nach rechts/außen.
4. Führen Sie vom Fuß ausgehend Kreise im Uhrzeigersinn aus. Achten Sie darauf, dass das Bein weiterhin lang gestreckt und unter Spannung bleibt.
5. Wenn Sie nach einer Weile eine angenehme Anstrengung in der Muskulatur verspüren, die das Hüftgelenk umhüllt, wechseln Sie die Richtung: Rotieren Sie das ganze gestreckte Bein so weit wie möglich nach links/innen und führen Sie vom Fuß ausgehend Kreise gegen den Uhrzeigersinn aus.
6. Wiederholen Sie die Übung mit dem linken Bein.

Effekt

Das Strecken des Beins aktiviert die umhüllende Muskulatur und hilft, den Gelenkkopf in der Hüftgelenkspfanne zu zentrieren. Das Kreisen aktiviert die Muskulatur zusätzlich und trainiert deren Funktion, das Gelenk bei Bewegung weiter zu zentrieren.

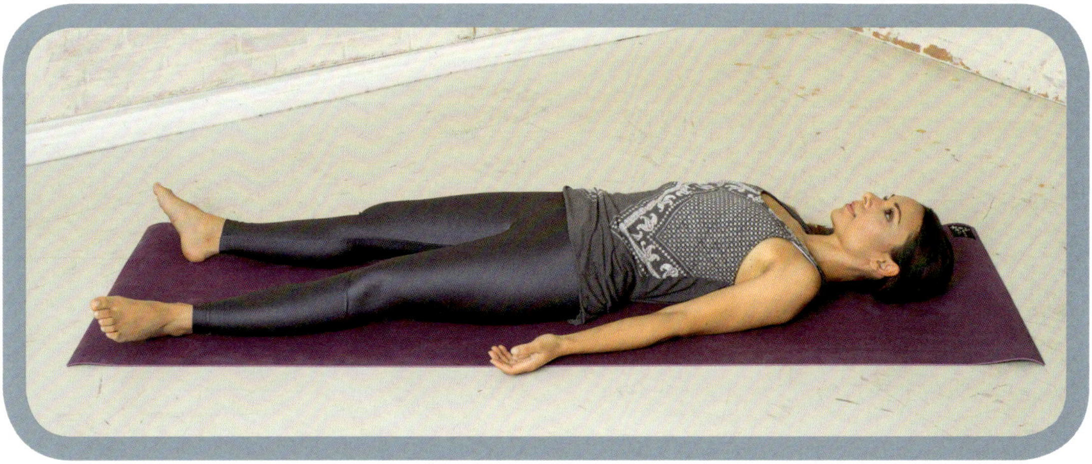

Lockere Rotationen in Rückenlage

1. Kommen Sie direkt im Anschluss in eine bequeme Rückenlage. Die Füße fallen locker auseinander und sind gut hüftweit voneinander entfernt.
2. Rollen Sie nun mit wenig Krafteinsatz die Füße beide nach innen, dann beide nach außen, das Ganze mit gestreckten Beinen aus dem Hüftgelenk heraus, wie in der Übung »Lockere Rotationen im Sitzen« (siehe Seite 124). Die Bewegung in der Hüfte geschieht weitgehend passiv.

Effekt

Diese Übung hilft, die Muskulatur zu lockern, und der Hüftgelenkskopf findet seine natürliche Mittellage in der Gelenkpfanne. Die rotierenden Bewegungen verteilen Gelenkschmiere über dem Knorpel und nähren ihn.

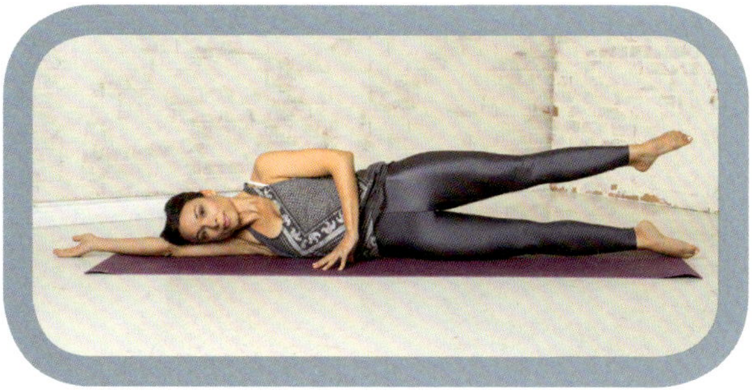

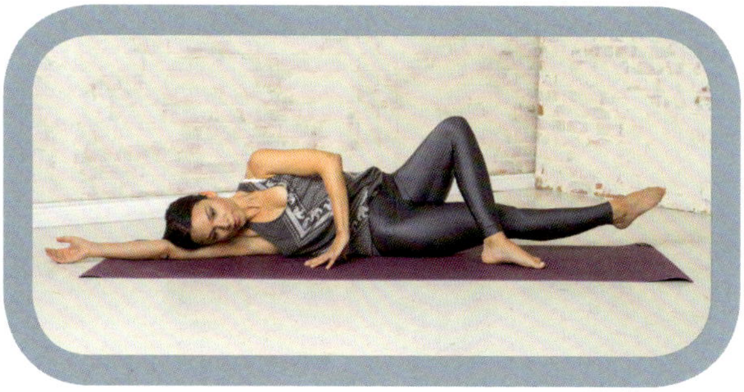

Zentrierende Kreise in Seitlage

1. Legen Sie sich auf die rechte Seite. Heben Sie das gestreckte linke Bein ein wenig an. Strecken Sie Fuß und Zehen aktiv und rotieren Sie das Bein aus dem Hüftgelenk heraus nach außen, sodass die Zehen nach oben weisen. Halten Sie diese Spannung, während Sie mit dem Bein kleine Kreise in der Luft beschreiben.
2. Wenn Sie eine leichte Forderung spüren, rotieren Sie Ihr Bein aus dem Hüftgelenk nach innen, sodass die Zehen nun nach unten weisen. Ändern sie zugleich die Richtung der Kreise, erneut bis sich eine leichte Herausforderung einstellt.
3. Um die Übung mit dem rechten Bein auszuführen, setzen Sie den linken Fuß vor dem rechten Knie auf dem Boden auf. Kippen Sie den Rumpf ein wenig nach vorn, wenn Sie das nach außen rotierte Bein im Uhrzeigersinn kreisen, und etwas nach hinten, wenn es gegen den Uhrzeigersinn kreist.
4. Absolvieren Sie zum Abschluss noch einmal die vorhergehende Übung.

Effekt

Im Vergleich zu den zentrierenden Kreisen im Sitzen setzt diese Übung das Hüftgelenk in ein anderes Verhältnis zur Schwerkraft. Dadurch werden die Muskeln aus einem neuen Winkel heraus beansprucht und ihre zentrierende Balance erweitert sich.

Variante

Analog können Sie die zentrierenden Kreise in der Bauch- und Rückenlage ausführen. Schließen Sie eine Runde stets mit lockeren Rotationen in Rückenlage ab. Ein immer wieder veränderter Winkel im Verhältnis zur Schwerkraft aktiviert die Muskulatur auf jeweils andere Weise. So können die Muskeln zunehmend besser zusammenarbeiten und den Hüftkopf in seiner schwebenden Balance in der Mitte der Hüftpfanne zentrieren.

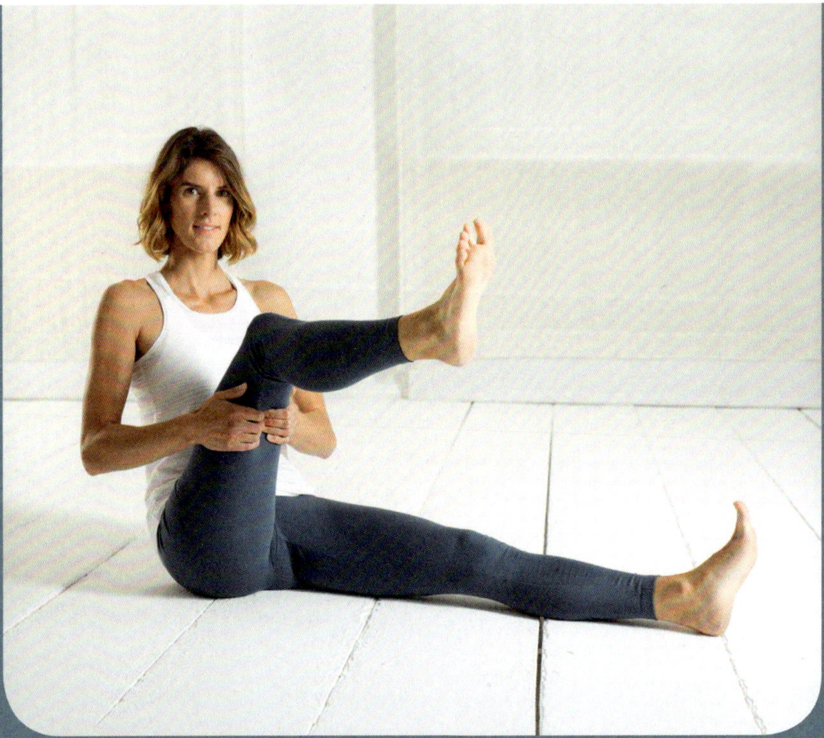

Beine in Balance

Hilfe bei überreizten Beinrückseiten

Stechender Schmerz an der Beinrückseite, meist dicht am Sitzknochen – ein Phänomen, das gerade Yogapraktizierende häufig erleben. Denn hier ist Dehnung gerade nicht die Lösung, sondern sogar die Ursache des Problems. Die Zauberformel für ein harmonischeres Körpergefühl liegt in der Balance.

Immer nur dehnen ist nicht immer gut

Manchmal können einem die Beinrückseiten von Yogis schon leidtun: Da wird gedehnt, gezerrt und gezogen, was das Zeug hält – fast entsteht der Eindruck, gut gedehnte Beine würden allein schon glücklich machen, sozusagen auf direktem Weg ins *Samadhi*.

Fakt ist jedoch: Nur wenn das gesamte Spektrum des Muskel-Faszien-Systems ausgeschöpft wird, bleibt es langfristig gesund. Ebenso wichtig wie die Dehnung sind Kraft, Ausdauer und Koordination der Muskeln untereinander sowie Entspannung. Vor allem die Kraft kommt bei den Muskeln an der Beinrückseite oft zu kurz. Anatomisch bezeichnet man die rückseitige Oberschenkelmuskulatur als ischiocrurale Muskulatur, im Yoga hat sich mittlerweile auch der englische Name *Hamstrings* (wörtlich: Schinkenstränge) eingebürgert.

Locked short vs. locked long

Wenn ein Muskel verkrampft, also chronisch verkürzt und unter Spannung gesetzt ist, dann lassen die dazu gehörenden Faszien locker. Dieses als *locked short* bezeichnete Phänomen tritt an den Beinrückseiten häufig bei Sportlern auf, in deren Disziplinen viel Schnellkraft gefragt ist, etwa bei Leichtathleten oder Ballsportlern. Wenn man in solchen Fällen kein regelmäßiges Stretching ins Training integriert, verkürzt sich mit der Zeit die Muskulatur. Bei Yogis ist es vielfach umgekehrt: Durch die regelmäßige Dehnpraxis haben ihre Muskeln gelernt loszulassen. Die Dehnung kommt hier häufig gar nicht mehr an den bereits lang gezogenen Muskeln an, sondern nur noch an den Faszien. Mittel- bis langfristig führt dieser Stress an den Faszien zu Entzündungen am Sitzhöcker, wo die Fasern in die Knochen übergehen. Zusätzliches oder gar verstärktes Dehnen lindert diese *locked long* genannte Situation keineswegs. Im Gegenteil: Der Schmerz verstärkt und verschlimmert sich. Statt Dehnung braucht der Muskel dann eine Kräftigung, die ihm seine harmonische Spannung zurückgibt. Nur so können Muskeln und Faszien gemeinsam ihrer Funktion folgen.

Langer Faszienzug

Die Beinrückseiten sind Teil des sogenannten dorsalen Faszienzuges. Er verläuft ausgehend von den Fußsohlen über die gesamte Körperrückseite über den Kopf bis zu den Augenbrauen. Es ist wichtig, die Dehnung harmonisch auf diesen im Ganzen federnden Strang zu verteilen – und das funktioniert von Fall zu Fall etwas verschieden: Viele Einsteiger nehmen bei der Vorwärtsbeuge den Zug vor allem in den Kniekehlen und im unteren Rücken wahr. Sie sollten dann durch leichtes Beugen der Knie die Dehnung etwas reduzieren. Dadurch lässt sich das Becken besser nach vorn kippen und der Zug im Rücken vermindert sich.

Bei flexiblen Yogis kann diese Technik aber zu Problemen führen, weil sie die Dehnung oft punktuell auf die oberen Beinrückseiten konzentrieren, während der Rest des dorsalen Faszienzuges seine Spannung verliert. Fortgeschrittene müssen also darauf achten, die Dehnung wirklich gleichmäßig über die gesamte Körperrückseite zu verteilen.

Gesunde Faszien

Viele enthusiastische Yogis klagen über Schmerzen am oberen Ansatz der Hamstrings. Ursache: Oft entstehen über Jahre hinweg chronische Entzündungen am Muskel-Knochen-Übergang. Die dauerhaft überdehnten Faszien werden immer spröder, es kommt zu kleinen Rissen und sogar Narben, die man als reiskornförmige Knoten ertasten kann. Weil das die Gleitfähigkeit der Faszien einschränkt, hat man das Gefühl, dass sich etwas verhakt und man nicht mehr so mühelos in die Dehnung hineinsinken kann wie gewohnt. Anstatt dem mit intensiver Dehnung entgegenzuwirken und damit die Probleme nur zu verschlimmern, sollte man umdenken und den Faszien in der Yogapraxis genauso viel Aufmerksamkeit schenken wie Muskeln und Gelenken.

Nur wenn das gesamte Spektrum des Muskel-Faszien-Systems ausgeschöpft wird, bleibt es langfristig gesund.

Acht Übungen für gesunde Beinrückseiten

Diese Übungsstrecke verbindet drei Elemente: Faszienpflege, Kräftigung der Beinrückseiten und eine harmonische Dehnung über den gesamten dorsalen Faszienzug hinweg. Die wichtigste Zutat für die Heilung gestresster Hamstrings ist jedoch Geduld: Selbst bei optimaler Praxis sollten Sie mit einer Besserung erst nach etwa drei Monaten rechnen.

Längsfriktion

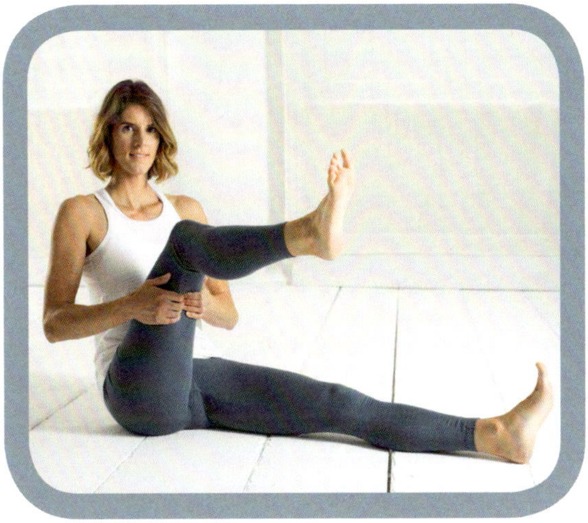

1. Streichen Sie im aufrechten Sitz mit den Fingerkuppen beider Hände die Faszien entlang der Rückseite des angewinkelten Beins aus, vom Sitzhöcker bis zur Kniekehle.
2. Nach jeder Bahn versetzen Sie die Finger einen Zentimeter nach außen, bis Sie die gesamte Beinrückseite ausgestrichen haben.
3. Anschließend führen Sie die Übung auf der anderen Seite aus.

Effekt

Das Ausstreichen richtet die Faszien in ihrem natürlichen Verlauf aus. Diese Übung empfiehlt sich vor allem nach Verletzungen (etwa Muskelfaserrissen), bei denen stets auch das Fasziengewebe in Mitleidenschaft gezogen ist.

Faszienliften

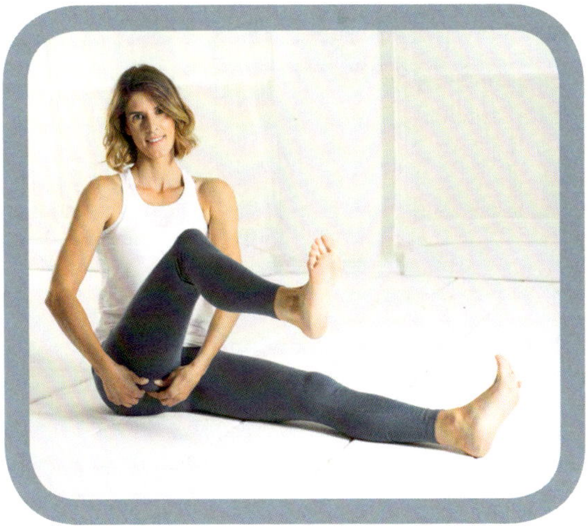

1. Greifen Sie mit beiden Händen eine Hautfalte direkt über dem Sitzhöcker und lassen Sie sie Richtung Kniekehle wandern. Wenn das schlecht geht, können Sie die Hautfalte auch immer wieder neu fassen und sie von der Oberschenkelrückseite wegziehen.
2. Anschließend führen Sie die Übung auf der anderen Seite aus.

Effekt

Mit dieser Übung fördern Sie die Zirkulation von Gewebsflüssigkeit zwischen den Faszienschichten. So heilen Entzündungen schneller ab und die einzelnen Schichten gleiten besser übereinander.

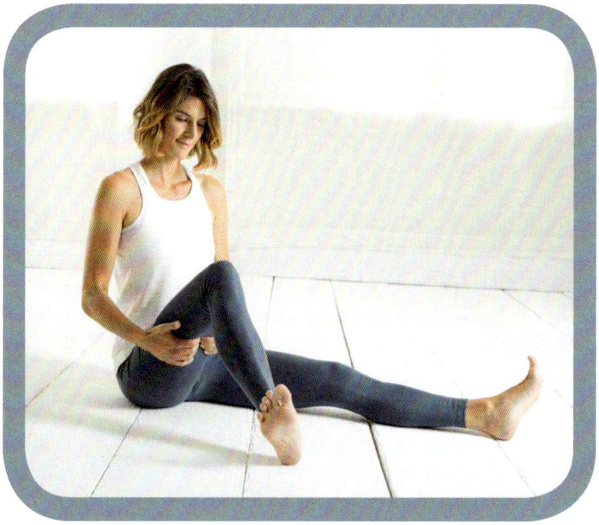

Muskelsplit

1. Ziehen Sie einen Fuß an und stellen Sie das Bein gebeugt mit der Ferse am Boden auf. Greifen Sie dicht oberhalb der Kniekehle in den Spalt zwischen den beiden hier leicht tastbaren Muskelsträngen.
2. Rotieren Sie den Unterschenkel hin und her. Dazu lassen Sie das Knie mal nach links, mal nach rechts sinken, während die Ferse an Ort und Stelle bleibt. Mit den Fingern unterstützen Sie das Aneinandervorbeigleiten der Muskelstränge.
3. Setzen Sie die auf den Fuß übertragene Scheibenwischerbewegung fort, wenn Sie nun die Hände Stück für Stück Richtung Po versetzen und weiter versuchen, die beiden Muskelstränge getrennt zu fassen und frei gleiten zu lassen. Eine gesunde Muskulatur lässt sich auf diese Weise bis etwa zur Hälfte der Oberschenkelrückseite splitten.
4. Danach wechseln Sie zum anderen Bein.

Effekt

Der Muskelsplit verbessert das Gleiten der Muskelstränge und verleiht ihnen Geschmeidigkeit. Das ist vor allem dann hilfreich, wenn sich der Punkt, an dem die Muskelstränge sich nicht mehr getrennt ertasten lassen, durch Narben im Gewebe schon Richtung Knie verlagert hat.

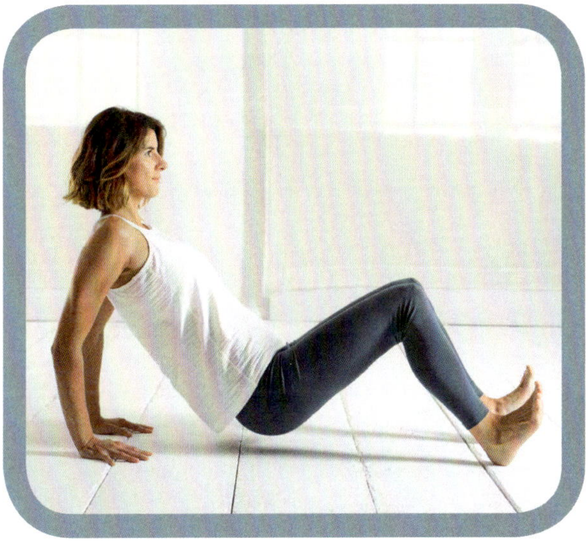

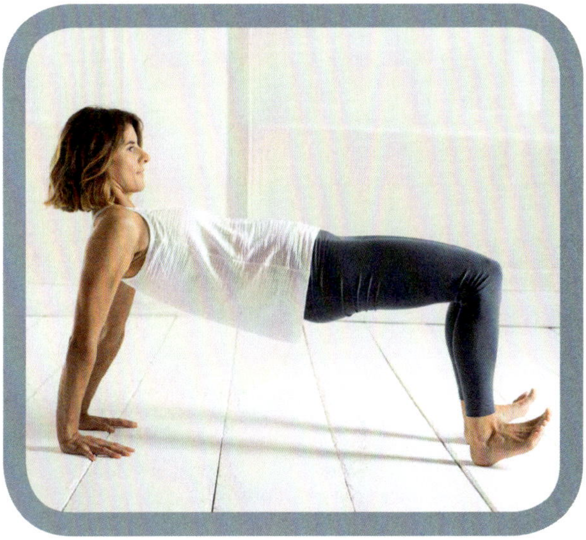

Dynamischer Tisch mit angezogenen Füßen

1. Setzen Sie sich auf den Boden und stützen Sie sich mit beiden Händen auf dem Boden neben der Hüfte ab. Die Finger zeigen Richtung Füße.
2. Ziehen Sie die Zehen und Füße an und stemmen Sie mit der Einatmung vom Gesäß ausgehend den Körper hoch, sodass Rumpf und Oberschenkel eine Gerade bilden.
3. Beim Ausatmen lassen Sie das Becken absinken, bis es kurz über dem Boden ist – nicht absetzen.
4. Wiederholen Sie die Übung so lange im Atemrhythmus, bis Sie die Kräftigung der Beinrückseiten wahrnehmen können.

Effekt

Hier aktivieren Sie die Muskulatur der Beinrückseiten. Gleichzeitig fördern Sie deren Durchblutung, was wiederum die Heilung unterstützt. Die aufgestellten Füße verstärken den Effekt des normalen »Tischs«.

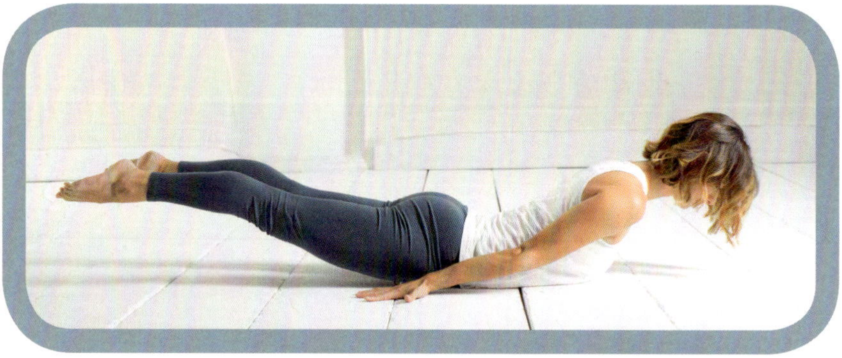

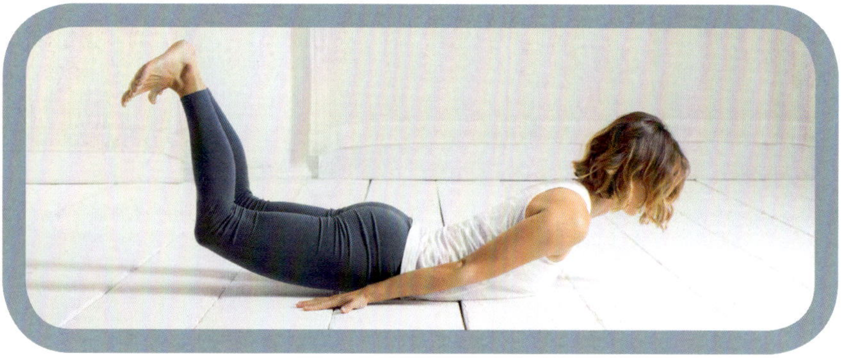

Heuschrecke in Bewegung

1. Aus der Bauchlage mit geschlossenen Beinen und lang neben dem Körper abgelegten Armen heben Sie mit der Einatmung Kopf, Schultern, Arme und die gestreckten Beine in die »Heuschrecke«.
2. Beim Ausatmen beugen Sie die Knie und winkeln die Füße stark ab. Achten Sie darauf, dass die Oberschenkel nicht absinken. Die Knie sollten möglichst wenig auseinanderdriften. Der Oberkörper bleibt unverändert.
3. Wiederholen Sie diese Bewegung im Atemrhythmus, bis sich eine leichte Erschöpfung einstellt.

Effekt

Mit dieser Übung kräftigen Sie neben der Beinrückseite auch den gesamten Rücken. Zudem fördern Sie die Durchblutung der gesamten im dorsalen Faszienzug eingelagerten Muskulatur.

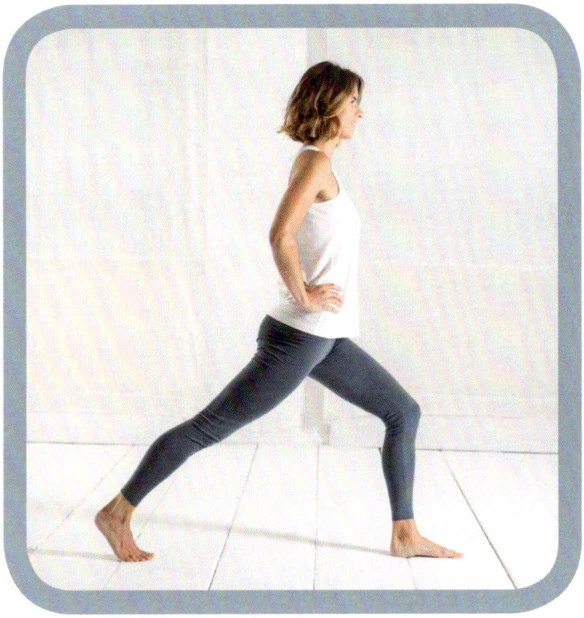
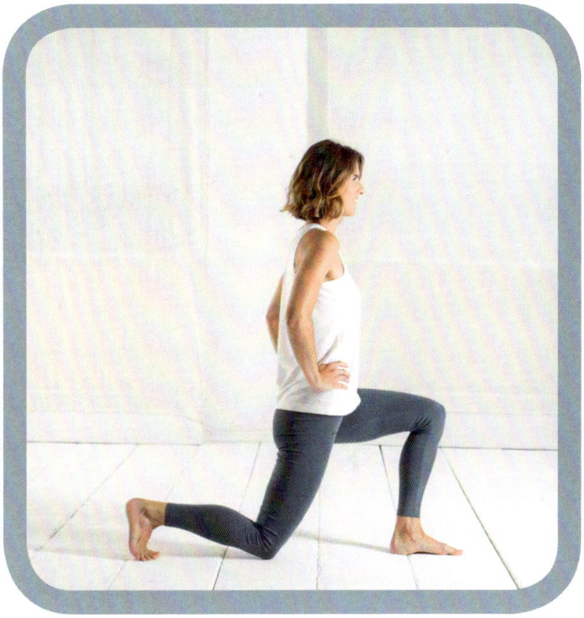

Krieger in Bewegung

1. Ausgangsposition ist ein lockerer Ausfallschritt, bei dem sich das vordere Knie über dem Sprunggelenk befindet und in Richtung der zweiten Zehe zeigt. Beide Füße sind nach vorn ausgerichtet, die Hände stemmen Sie in die Hüfte.
2. Beim Ausatmen führen Sie das hintere Knie bis knapp über den Boden. Der Oberkörper bleibt aufgerichtet.
3. Mit der Einatmung strecken Sie das hintere Bein und kommen wieder in die Ausgangsposition. Nutzen Sie für die Bewegung vor allem die Muskulatur an der Rückseite des vorderen Beines und wiederholen Sie die Übung im Atemrhythmus, bis Sie die Wärme der beanspruchten Muskulatur spüren.
4. Anschließend wechseln Sie die Seite.

Effekt

Hier kräftigen Sie Ihre Beine auf gesamter Länge, neben der rückwärtigen [ischiocruralen] Oberschenkelmuskulatur ist beispielsweise auch der Gesäßmuskel beteiligt. Gleichzeitig fördert die Übung die Durchblutung am Ansatz der ischiocruralen Gruppe. Das beschleunigt den Heilungsprozess.

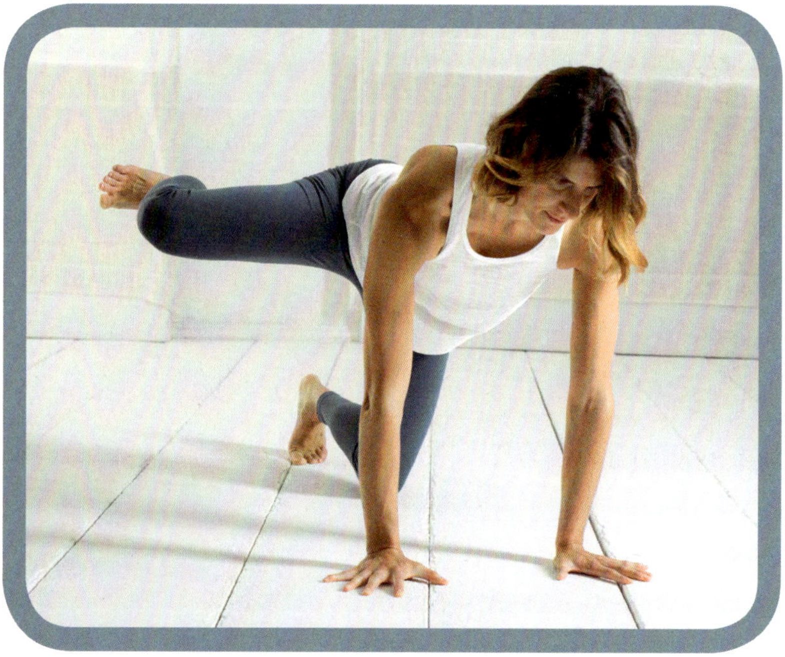

Pinkelnder Dackel

1. Ausgangsposition ist der Vierfüßlerstand: Die Handgelenke befinden sich genau unter den Schultern und die Knie unter den Hüften.
2. Mit der Einatmung heben Sie das rechte Bein angewinkelt an. Das Knie beschreibt dabei einen Viertelkreis.
3. Mit der Ausatmung senken Sie es langsam wieder in die Ausgangsposition. Das Knie soll dabei weder nach vorn noch nach hinten ausweichen, sondern exakt auf einer Linie mit der Hüfte bleiben.
4. Wiederholen Sie die Bewegung, bis Sie die Beanspruchung der Gesäßmuskeln und des rückwärtigen Oberschenkelmuskels deutlich wahrnehmen.
5. Anschließend führen Sie die Übung mit dem linken Bein aus.

Effekt

Die Kräftigung des Gesäßmuskels (*Gluteus maximus*) dient in dieser Übung dazu, die Durchblutung am Ansatz der ischiocruralen Muskulatur zu verbessern. Sofern bereits eine Entzündungen besteht, fördert die Übung sehr gut den Heilungsprozess.

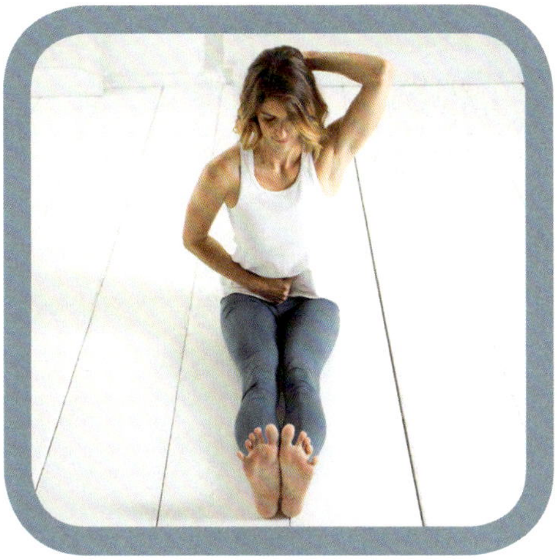

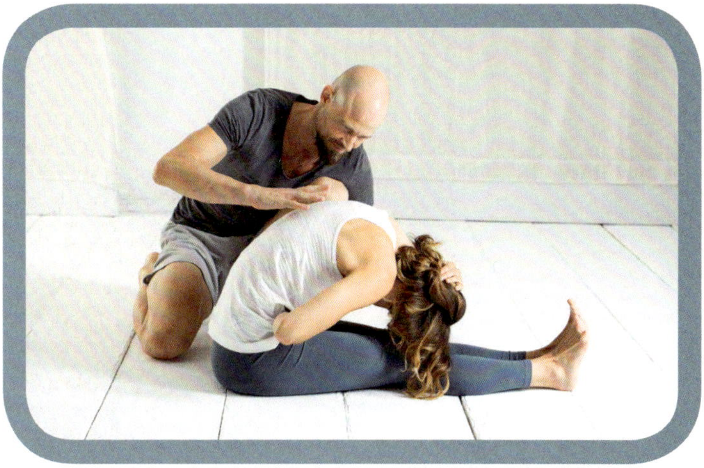

Farnblatt

1. Setzen Sie sich mit gestreckten Beinen und angezogenen Füßen auf den Boden. Legen Sie eine Faust auf den Unterbauch und aktivieren Sie bewusst die tiefe Bauchmuskulatur. Mit der anderen Hand ziehen Sie den Nacken sanft nach oben.
2. Beginnen Sie nun, sich vom Kopf her über die Faust einzurollen. Das mag anfangs etwas ungewohnt sein. Ziel der Übung ist, den Rücken von oben beginnend sukzessive zu runden. Der Blick geht zur Faust.
3. Lenken Sie die Einatmung bewusst in den Rücken, während Sie beim Ausatmen vor allem den Oberbauch nach innen ziehen. Spüren Sie, wie sich mit jedem Atemzug die Dehnung über den gesamten dorsalen Faszienzug bis in den Nacken hinein intensiviert. Am Ansatz der ischiocruralen Muskulatur, den Sitzhöckern, sollte die Dehnung nur sanft spürbar sein.
4. Verweilen Sie in dieser Haltung für fünf bis zehn tiefe und langsame Atemzüge (etwa 30 bis 60 Sekunden).

Effekt

Diese Übung verteilt die Dehnung harmonisch über den gesamten dorsalen Faszienzug. Auf diese Weise wird die punktuelle Dehnung am Ansatz der Hamstrings reduziert und Entzündungen vorgebeugt. Auch wenn es der gängigen Anleitung widerspricht, hilft es bei Entzündungen der Beinrückseiten, Vorwärtsbeugen zunächst auf diese Weise auszuführen.

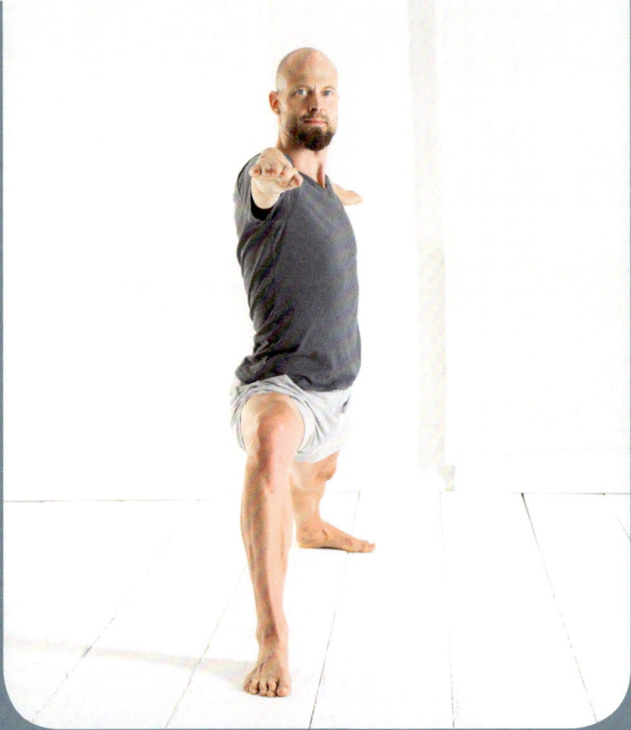

Seiltanz

Balance und fester Stand durch gesunde Kniegelenke

Nur wenn die Kniescheibe mittig in ihrem Gleitlager sitzt und von den umgebenden Faszienzügen gut geführt wird, kann sich das Knie leicht bewegen und bleibt gesund. Mit sechs einfachen Übungen schaffen Sie ein Gefühl für das Kräftegleichgewicht in der Kniescheibe und lassen diesen ebenso unscheinbaren wie wichtigen Knochen tanzen wie auf einem Seil.

Die Kniescheibe und ihre Rolle für das Kniegelenk

Wenn ein Knie immer wieder schmerzt und jeder Schritt zur Belastung wird, haben viele Menschen sofort den Meniskus in Verdacht. Die Rolle der Kniescheibe wird hingegen häufig unterschätzt. Zu Unrecht, denn häufig liegt die Ursache für Beschwerden ganz einfach in einem gestörten Gleichgewicht der Kniescheibenführung. Dieses Gleichgewicht lässt sich durch gezielte Übungen sehr effektiv wiederherstellen, dann verschwinden die Beschwerden in vielen Fällen überraschend schnell.

Die Kniescheibe (Patella) ist in die Kniescheibensehne (Patellasehne) eingebettet. Sie überträgt die Kraft des Oberschenkelmuskels zum Schienbein. Ist das Kniegelenk gestreckt, so ist die Kniescheibe lediglich in die Sehne eingespannt (siehe Abbildung 1, Seite 140, die blauen Pfeile zeigen den Kraftverlauf der Oberschenkelmuskulatur und den Gegenhalt durch die Kniescheibensehne an).

Sobald wir das Kniegelenk beugen, lenkt die Kniescheibe die Kraft über das Ende des Oberschenkelknochens um. Je spitzer dabei der Winkel im Kniegelenk ist, desto größer wird die bei der Umlenkung entstehende Kraft (siehe Abbildung 2, Seite 140, der rosa Pfeil repräsentiert die aus der Summe der beiden blauen Pfeile resultierende Gesamtkraft, die die Kniescheibe in ihr Gelenk drückt).

Schon bei einer einfachen Kniebeuge kann die Kniescheibe mit doppeltem Körpergewicht in ihr Sehnen-Knorpel-Gleitlager gedrückt werden. Bei Sprüngen oder Kniebeugen mit Gewicht entsteht sogar ein Vielfaches dieser Kraft. Daher hat die Natur sowohl die Kniescheibe als auch die Sehne für hohe Belastungen ausgelegt: Wir finden hier mit vier Millimetern eine der dicksten Knorpelschichten des gesamten Körpers. Dennoch würde dieser Knorpel allein nicht ausreichen, um den Druck abzufangen. Wie so oft in der menschlichen Anatomie wird auch hier Druck in Zugkraft umgewandelt, um Überbelastung zu vermeiden.

Entscheidend ist dabei die richtige Zentrierung der Kniescheibe: Das Gleitlager der Kniescheibe ist v-förmig eingekerbt (siehe Abbildung 3, Seite 140). In dieser Kerbe wird die Patella von Faszienzügen (den sogenannten parapatellaren Fasern) nach innen wie nach außen ausgerichtet und gehalten (die blauen Pfeile in der Abbildung zeigen die zentrierende Wirkung dieser parapatellaren Fasern an). Im optimalen Fall

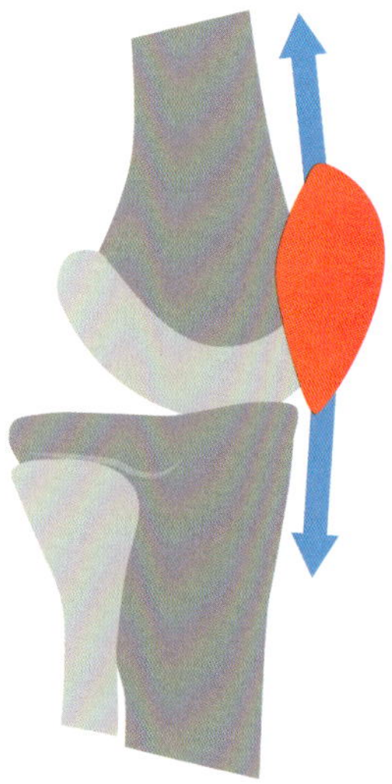

1. Die Patella (rot) wird vom Oberschenkelmuskel nach oben und von der Patellasehne nach unten (blaue Pfeile) zwischen Schienbein und Oberschenkel (grau) eingespannt.

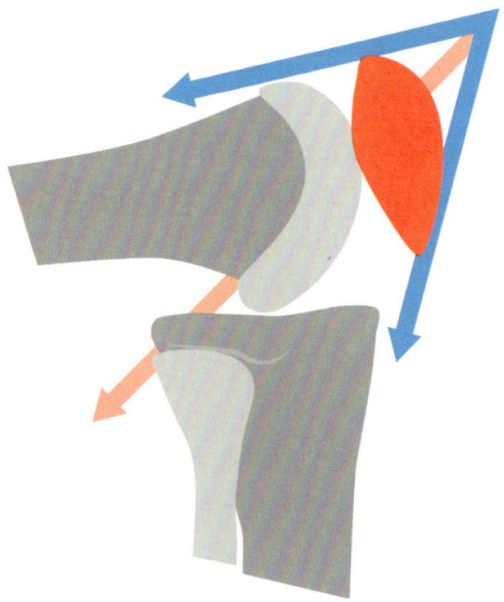

2. Bei gebeugtem Knie drückt die Kraft des Oberschenkelmuskels die Kniescheibe in ihr Gleitlager (rosa Pfeil).

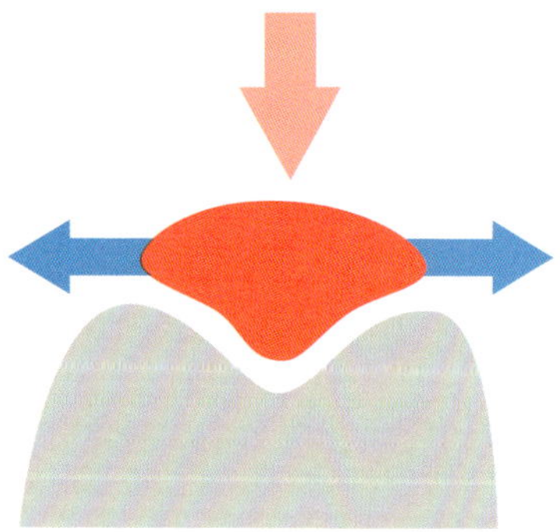

3. Parapatellare Fasern (blaue Pfeile) zentrieren die Kniescheibe in ihrem Gleitlager (rosa Pfeil).

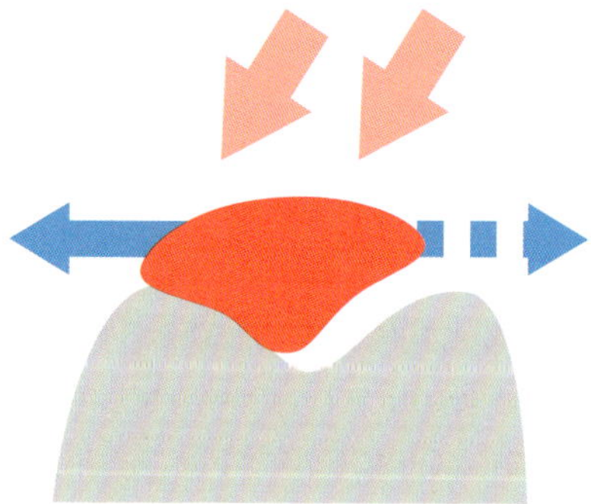

4. Gelingt die Zentrierung durch die parapatellaren Fasern (blaue Pfeile) der Patella nicht, so entsteht hoher Druck auf den Knorpel (rosa Pfeile).

hält so die Kniescheibe selbst bei hoher Belastung immer einen feinen Abstand zum Gleitlager – ähnlich wie ein Seiltänzer Abstand zum Boden hat, solange das Seil die richtige Spannung hat.

Ist die Zentrierung der Kniescheibe dagegen gestört [siehe Abbildung 4], so ziehen die parapatellaren Fasern ungleich [in der Abbildung durch den blauen und den gestrichelten blauen Pfeil symbolisiert]. Daraus entsteht ein sehr hoher Druck auf den Knorpel zwischen der Kniescheibe und der Gleitrinne am Oberschenkel [rosa Pfeile].

Wo dauerhaft Druck entsteht, sind Abnutzung und Beschwerden nur eine Frage der Zeit. Die häufigste Ursache für Kniebeschwerden ist deshalb nicht – wie oft vermutet – ein Meniskusschaden. Vielmehr hängen die Schmerzen sehr oft mit einer Störung des beschriebenen Aufhängungs- und Druckumwandlungsmechanismus der Kniescheibe zusammen.

Typische Symptome sind dann Schmerzen unter der Kniescheibe. Sie treten vor allem beim Bergauf- oder Bergabgehen auf. Manchmal knirscht es auch buchstäblich unter der Patella, etwa bei der *Chondropathia patellae*, der Knorpelkrankheit der Kniescheibe, die in eine Kniearthrose münden kann. Zudem können sich die Muskel- und Sehnenansätze an der Kniescheibe oder am Schienbein entzünden, denn auch sie verlieren ihren optimalen Winkel, sobald die Kniescheibe nicht richtig zentriert ist. All das zeigt, wie wichtig es ist, sich für eine gesunde und optimale Ausrichtung dieses unscheinbaren kleinen Knochens zu interessieren. Mit den folgenden Übungen bekommen Sie ein gutes Gefühl dafür.

Sechs Übungen für gesunde Kniescheiben

Mit einigen wenigen Handgriffen und Übungen fördern Sie effektiv das Gleichgewicht der Muskeln, die die Kniescheibe führen. So erhalten die Faszienzüge eine ausgewogene Spannung und zentrieren die Patella sicher in ihrem v-förmigen Gleitlager. Egal ob therapeutisch oder präventiv: Diese Übungen helfen Ihnen, die Gesundheit Ihrer Knie zu fördern.

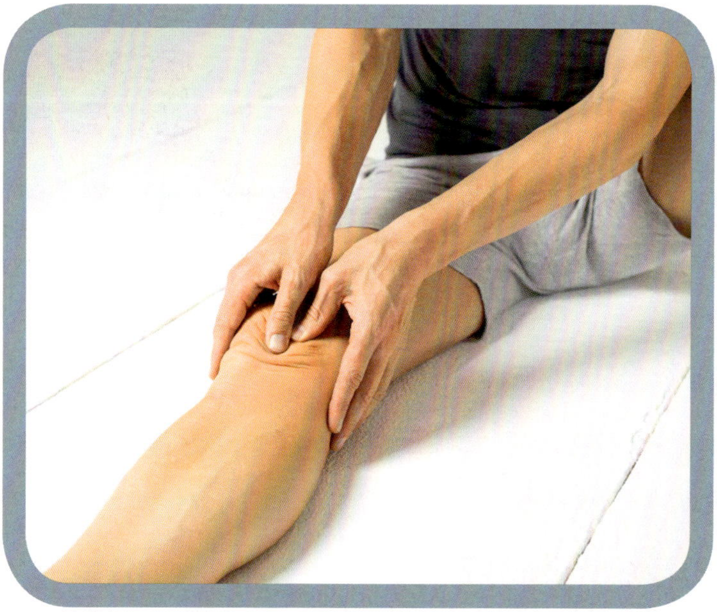

Längsfriktion

1. Setzen Sie Ihre Daumen im unteren Drittel und etwas an der Innenseite des Oberschenkels an. Fahren Sie von dort aus mit den Daumenkuppen nach unten. Dabei folgen Sie dem sich natürlich ergebenden Fasernverlauf: Ihre Daumen finden von selbst den Weg entlang der Faszienzüge, die an der Innenseite der Kniescheibe nach unten verlaufen, und gleiten nach unten mittig zum Schienbein.
2. Dieselbe Bewegung wiederholen Sie an der Außenseite der Kniescheibe.

Effekt

Bereits nach kleineren Verletzungen oder Entzündungen verkleben sich Bindegewebsfasern häufig. Dann ist die Kraftübertragung sogleich gestört. Die Längsfriktion wirkt auf die Faszien wie Haarekämmen: Die Fasern finden ihre Ausrichtung wieder und Verklebungen lösen sich.

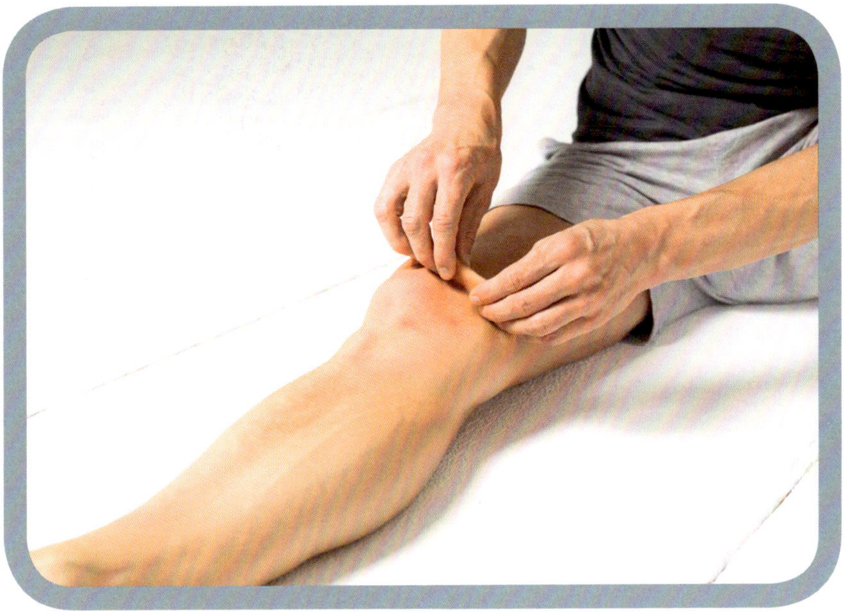

Faszienliften

1. Heben Sie – wieder im unteren Drittel des Oberschenkels, etwas an der Beininnenseite – die Haut mit Fingern und Daumen leicht an und bilden Sie eine kleine Falte. Das gelingt je nach Beschaffenheit des Bindegewebes unterschiedlich leicht.
2. Wenn Sie die Hautfalte halten können, dann bewegen Sie diese mit tippelnden Fingern nach unten Richtung Schienbein. Dabei folgen Sie wie bei der vorigen Übung zunächst dem Faserverlauf an der Innenseite der Kniescheibe und im zweiten Durchgang an der Außenseite.
3. Ist dieses Rollen dagegen mühsam oder nicht möglich, dann lösen Sie die Hautfalte immer wieder und nehmen etwas weiter unten eine neue Hautfalte auf.

Effekt

Das Anheben der Haut erzeugt einen leichten Unterdruck zwischen den einzelnen Faszienschichten. So werden sie mit Gewebsflüssigkeit umspült. Entzündungsstoffe werden abtransportiert und die Faszien werden mit neuen Nährstoffen versorgt: Die Heilung wird gefördert.

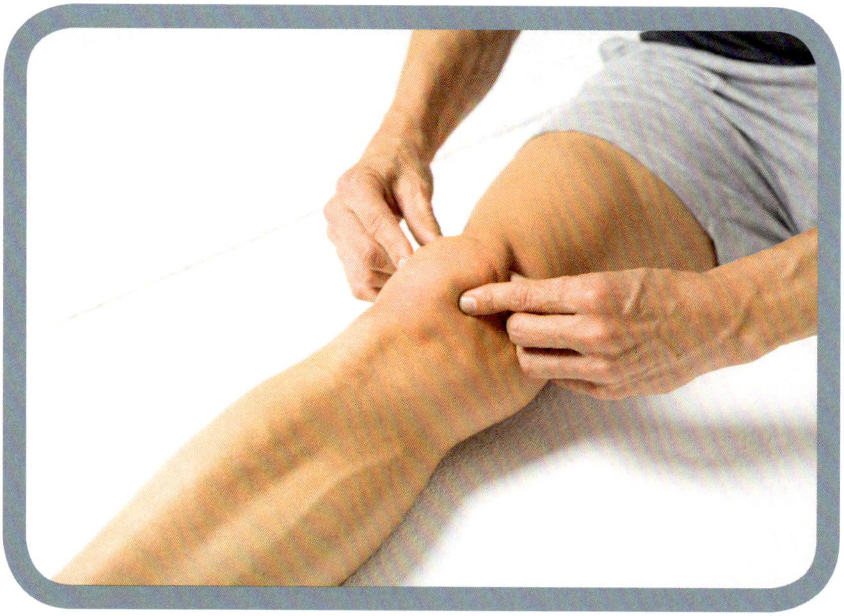

Kreisen der Kniescheibe

1. Achten Sie bei dieser Übung darauf, dass Ihre Oberschenkelmuskeln so entspannt wie möglich sind. Meist ist eine sitzende Haltung mit leicht gespreizten Beinen am besten. Die Kniescheibe sollte sich nun mit beiden Händen mühelos in ihrem Gleitlager hin- und herschieben lassen.
2. Genau dieses lockere Hin- und Herschieben ist die Übung: Loten Sie mit sanften, kreisenden Bewegungen die V-Form der Rinne aus, in der die Kniescheibe gleitet.

Effekt

Gelenkflüssigkeit fließt zwischen dem Knorpel der Kniescheibe und dem des Gleitlagers hindurch. Sie versorgt den Knorpel mit Nährstoffen und schafft optimale Bedingungen, um kleinere Schäden selbst zu reparieren.

Klopfaktivierung des inneren Schenkelmuskels

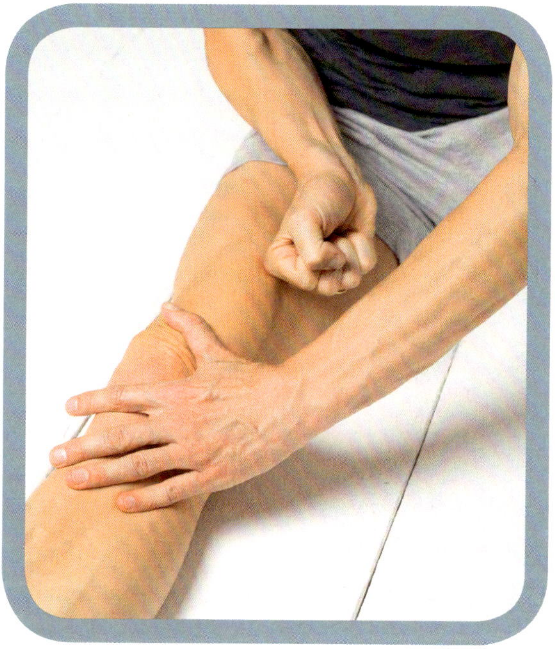

1. Wieder ausgehend vom leicht gegrätschten Sitz strecken Sie aktiv das rechte Bein. Dabei bewegt sich die Kniescheibe nach oben.
2. Erzeugen Sie mit der linken Hand einen deutlichen Gegendruck. Richten Sie diesen Druck leicht schräg nach außen unten, sodass vor allem der innere Schenkelmuskel (*Musculus vastus medialis*) gegenhalten muss.
3. Sobald dieser Muskel maximal angespannt ist, klopfen Sie ihn mit den Knöcheln der rechten Faust quer zu seinem Muskel. Sie werden spüren, wie sich der Muskel noch härter anspannt.
4. Sobald die Spannung wieder nachlässt, beenden Sie die Übung und erlauben Ihrem Oberschenkelmuskel, vollständig loszulassen.
5. Wiederholen Sie die vorherige Übung »Kreisen der Kniescheibe« mitsamt der anschließenden »Klopfaktivierung des inneren Schenkelmuskels« noch zwei weitere Male.
6. Wechseln sie dann zum anderen Bein und wiederholen Sie alle Schritte.

Effekt

Bei der Zentrierung der Kniescheibe spielt der mittlere Oberschenkelmuskel eine wichtige Rolle. Doch gerade dieser Muskel schwächelt oft. Diese Übung aktiviert und kräftigt ihn. Beim Klopfen unter Anspannung werden leichte Kerben in den Muskel gedrückt. Der Muskeleigenreflex reagiert mit einer verstärkten Aktivierung.

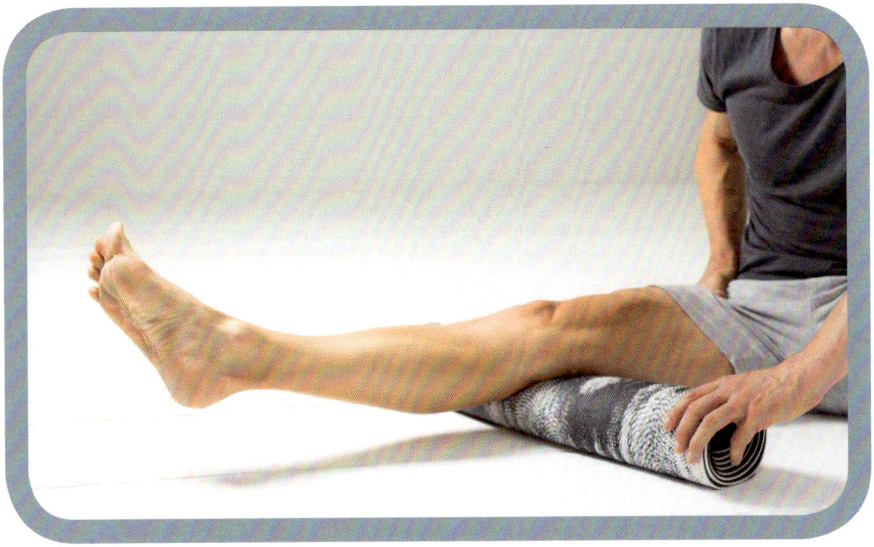

Streckung über einer Rolle

1. Sie sitzen weiterhin auf dem Boden und legen sich für diese Übung im oberen Bereich der Kniekehle eine Rolle unter den Oberschenkel. Dafür eignen sich zum Beispiel eine aufgerollte Yogamatte oder eine Faszienrolle.
2. Rotieren Sie Ihren Oberschenkel leicht nach außen, dann strecken Sie Ihr Bein kraftvoll. Aktivieren Sie bewusst den *Musculus vastus medialis.* Dies gelingt nach der vorherigen klopfenden Aktivierung besonders leicht.
3. Um dem Muskel noch stärker zu aktivieren, können Sie diese Übung mit der vorherigen Übung kombinieren und ihn durch zusätzliches Klopfen ansprechen.
4. Halten Sie die Spannung einige Augenblicke lang, dann lassen Sie sie vollständig los.
5. Wiederholen Sie auch diese Übung mehrmals, bis Sie den *Musculus vastus medialis* bewusst wahrnehmen und ansprechen können.
6. Wechseln Sie zum anderen Bein.

Effekt

Der *Musculus vastus medialis* ist neben der Zentrierung der Kniescheibe auch für die Streckung des Kniegelenks zuständig. Dabei wird er vor allem im letzten Teil der Streckung, also kurz bevor das Bein die Gerade erreicht, aktiv. Diese Funktion machen wir uns bei dieser Übung zunutze, um den Muskel effektiv zu kräftigen.

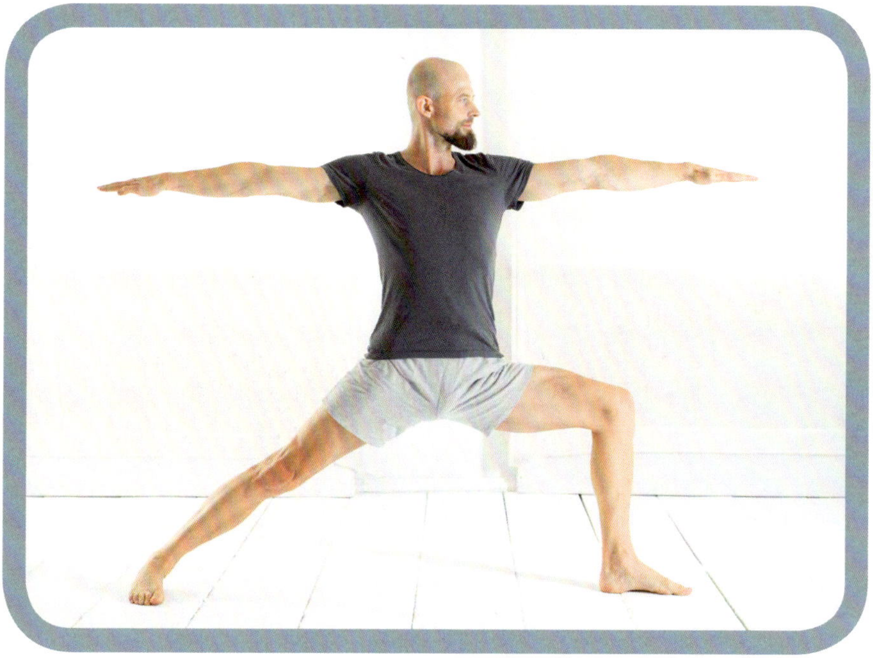

Ausrichtung im Stehen

1. Nutzen Sie das in den therapeutischen Übungen gewonnene Bewusstsein für die Position der Kniescheibe und die Aktivität des *Musculus vastus medialis* gleich im Anschluss für einige aktivere Haltungen. So übertragen Sie dieses Körperwissen in neue Zusammenhänge und der innere Schenkelmuskel lernt, seine Funktion auch in anderen Bewegungen besser wahrzunehmen.
2. Optimal können Sie das erleben, indem Sie Ihre Yogapraxis mit Standhaltungen wie Krieger 1, 2 und 3, Dreieck oder Stuhl fortsetzen. Dabei ziehen Sie in jeder Haltung die Kniescheiben aktiv nach innen und oben.

Effekt

Wenn die Kniescheibe ihre Zentrierung verliert, gleitet sie fast immer nach außen ab. Um sie zu zentrieren, ist daher die Vorstellung hilfreich, sie nach innen und oben zu ziehen. Hierbei spielt weniger die Kraft des inneren Schenkelmuskels die entscheidende Rolle, als vielmehr dessen koordinierte Aktivität in der Bewegung.

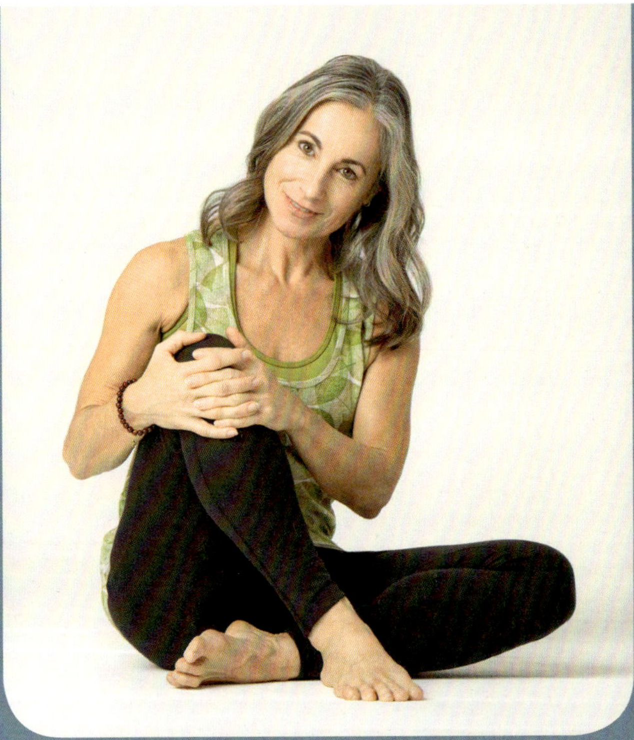

Fester Stand

Noch mehr Therapie für die Knie

Das Kniegelenk ist ein wahres Wunderwerk der Anatomie: Es ist nicht nur das größte, sondern mechanisch gesehen auch das komplizierteste Gelenk im menschlichen Körper. Umso mehr verdient es unsere Aufmerksamkeit!

Ein Dreh-Scharnier-Gelenk

Als Dreh-Scharnier-Gelenk kann das Knie das Bein beugen/strecken und in der Beugung leicht ein- und auswärtsdrehen. Zudem ist es durch seine Verankerung über Bänder, Kapseln und Sehnen ein wahres Multitalent: Kaum ein anderes Gelenk besitzt so viele verschiedene stabilisierende Bänder und zugleich ein so großes Maß an Beweglichkeit.

Es überrascht also nicht, dass bereits kleinste Störungen, etwa im Gleitverhalten der Menisken (scheibenförmige Gelenkknorpel), erhebliche Folgen haben: Sie können zu ausgeprägten Bewegungseinschränkungen oder Schmerzen führen. Selbst wenn keine Verletzung vorliegt: Wer kennt nicht die sprichwörtlich »vor Angst schlotternden Knie«, die dafür sorgen, dass wir nicht mehr sichergehen, ja kaum noch aufrecht stehen können? Oder die »weichen Knie« in Situationen, in denen wir nervös und unsicher sind? Redensarten wie diese verwenden wir meist, ohne genauer darüber nachzudenken. Sie unterstreichen aber, wie wichtig gesunde und stabile Knie sind.

Schenken Sie den Knien Aufmerksamkeit

Noch deutlicher wird die Bedeutung gesunder Knie, wenn man sich aktuelle Fallzahlen aus der Orthopädie ansieht. Das Kniegelenk ist nach der Hüfte das am zweithäufigsten mit einem Gelenkersatz (Totalendoprothese/TEP) versorgte Gelenk. Bei Sportlern stehen Knieverletzungen nach einem Bänderriss am Fuß an zweiter Stelle. Oft bleiben nach solchen Verletzungen Instabilitäten zurück, die mittelfristig zu Verspannungen, Fehlhaltungen und Überlastungen – auch in anderen Körperregionen – führen können.

Sechs Übungen für gesunde Knie

Die folgenden Übungen zeigen, wie Sie mit einigen wenigen, einfachen Aktionen Ihre Kniegesundheit aktiv fördern und erhalten können.

Längsfriktion und Faszienliften

1. Strecken Sie im Sitzen ein Bein nach vorn aus und streichen Sie die Beininnenseite aus. Dazu drücken Sie Zeige- und Mittelfinger spitz zwischen die Muskelstränge und fahren von der Nähe des Schambeins nach unten bis oberhalb des Knöchels.
2. Als Nächstes ziehen Sie mit Daumen und Zeigefinger eine kleine Hautfalte ab und lassen sie entlang des gleichen Muskel-Faszien-Strangs nach unten wandern.
3. Wiederholen Sie beide Techniken, also Längsfriktion und Faszienliften, an der Außenseite des Beines. Hier beginnen Sie möglichst weit oben in der Nähe des großen Rollhügels am Oberschenkelknochen (*Trochanter major*): Seitlich in der Hüftregion sind zwei Knochen leicht tastbar – der obere ist der Beckenkamm (*Crista iliaca*), der untere der große Rollhügel. Er ist Teil des Oberschenkelknochens, bewegt sich also bei Bewegung des Beines mit. Wenn Sie diesen Knochen gefunden haben, wandern Sie von dort in Richtung Außenknöchel oder sogar darüber hinaus.
4. Anschließend wechseln Sie zum anderen Bein.

Effekt

Im Verlauf dieser Faszienstränge liegen das Innenband und der damit verwachsene Innenmeniskus sowie das Außenband. Die Faszientechnik löst Verklebungen in den verschiedenen Faszienschichten und fördert ein ungehindertes Gleiten der Fasern. Da Innen- und Außenband gemeinsam das Kniegelenk in der sogenannten Zuggurtung stabil halten, sollten Sie die Technik immer sowohl am Innen- als auch am Außenband durchführen. Entzündungen werden dadurch schneller aufgelöst und Verletzungen heilen besser. Besonders wichtig sind die Techniken bei früheren Verletzungen des Innenbands. Hier entstehen unter Umständen Vernarbungen mit dem Innenmeniskus – das vermindert seine Gleitfähigkeit, langfristig wird er überlastet und schließlich geschädigt.

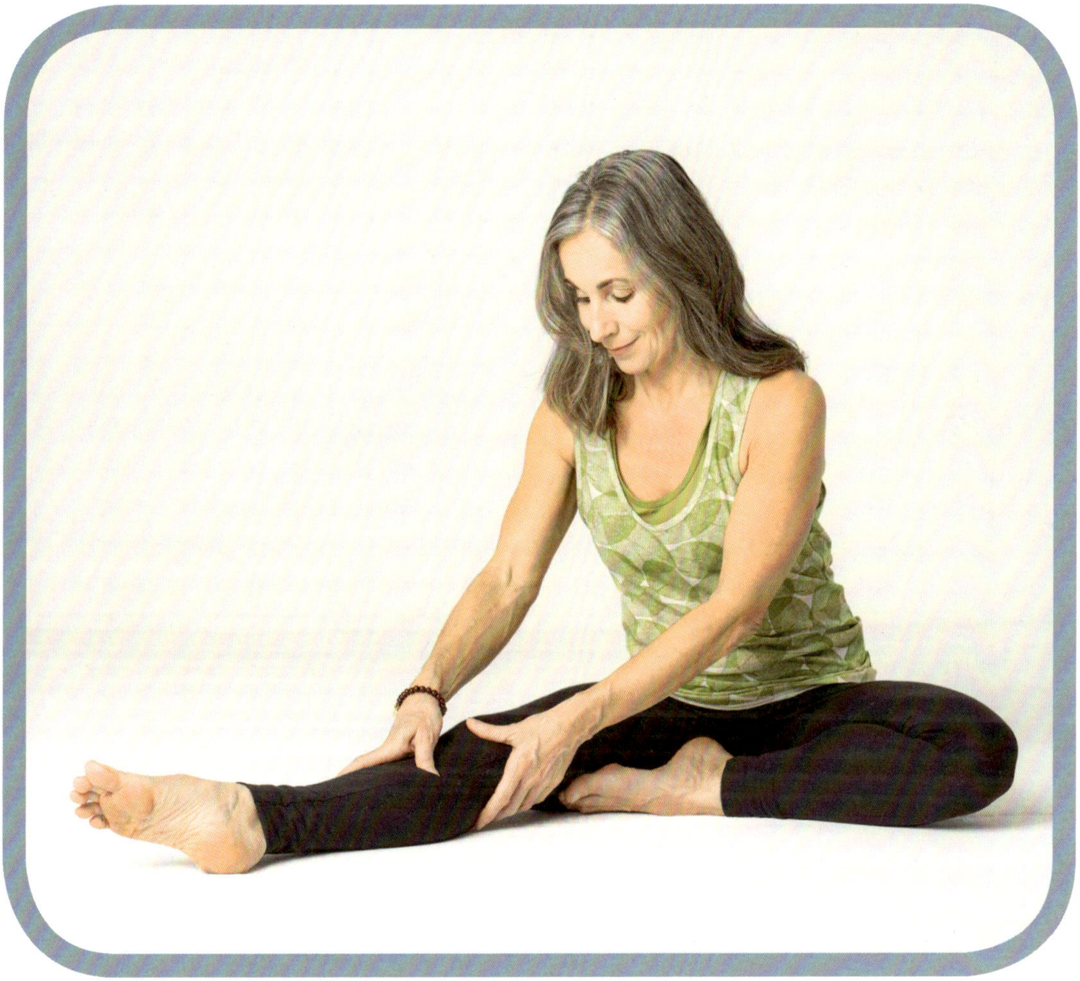

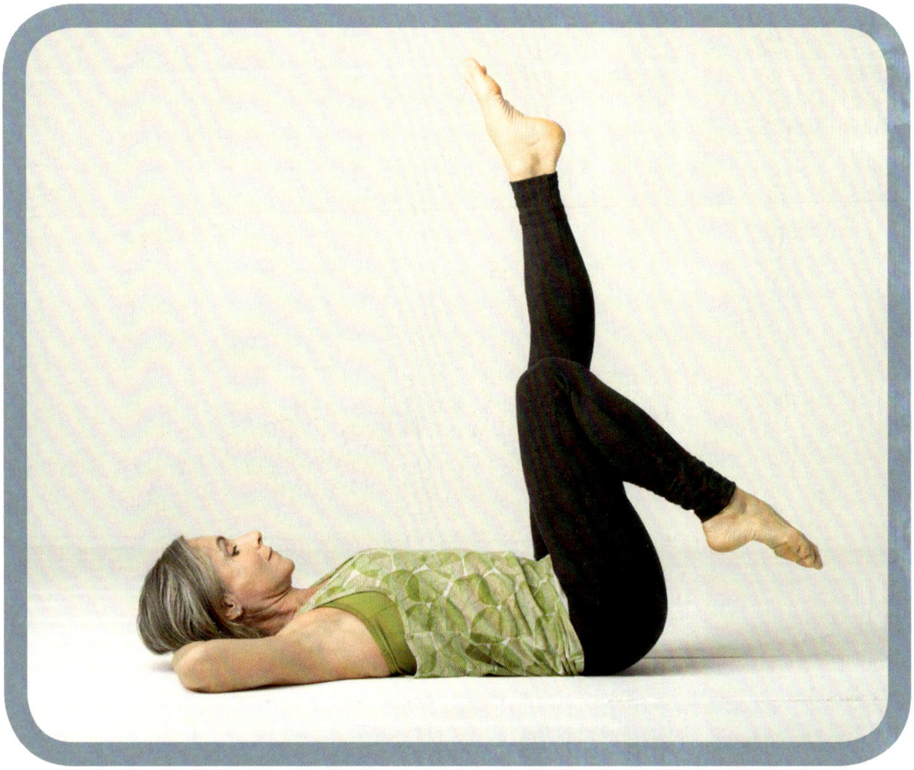

Radfahren

1. Legen Sie sich auf den Rücken.
2. Strecken Sie die Beine in die Luft und führen Sie langsame und bewusste Radfahrbewegungen aus. Die Lendenwirbelsäule hat immer Kontakt zum Boden.
3. Nach einiger Zeit wechseln Sie die Richtung: Fahren Sie rückwärts. Achten Sie darauf, dass Fuß- und Kniegelenke immer in die gleiche Richtung zeigen.

Effekt

Die Gelenkflüssigkeit im Knie wird durch die Bewegung verteilt und der Knorpel auf diese Weise genährt. Zudem verfeinern Sie mit dieser Übung die Muskelsteuerung des Kniegelenks. Dadurch wird eine bessere zentrierte Ausrichtung möglich, da die Fasern der Gelenkkapsel durch die Übung den nötigen Reiz erhalten, um sich für eine korrekt ausgerichtete Bewegung zu organisieren.

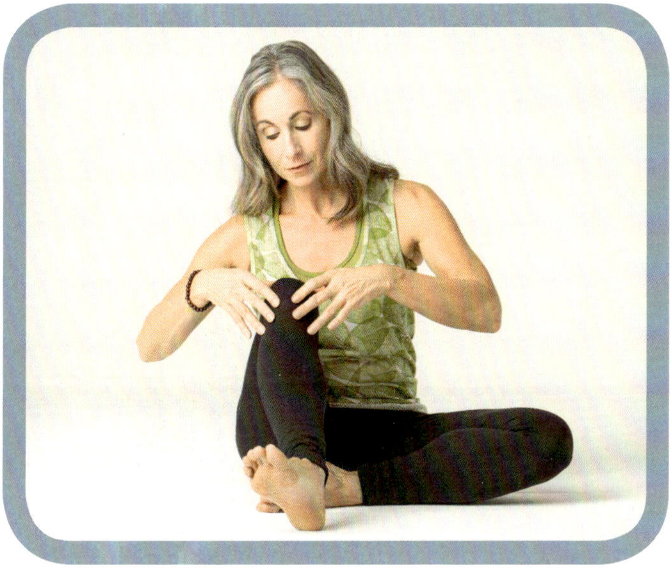

Fußwischer

1. Setzen Sie sich aufrecht auf den Boden.
2. Stellen Sie ein Bein etwa im 90-Grad-Winkel gebeugt auf, Zehen und Fußsohle sind angezogen, und umfassen Sie das Knie, indem Sie mit den Fingern den Gelenkspalt ertasten. Dieser befindet sich bei gebeugtem Kniegelenk unterhalb der Kniescheibe. Am leichtesten ist er seitlich zu tasten. Halten Sie den Oberschenkelknochen fest, während Sie mit zwei Fingern direkt über dem Gelenkspalt die folgende Bewegung ausführen.
3. Rotieren Sie nun den Fuß wie einen Scheibenwischer langsam nach innen und außen. Sie können die Rotation des Unterschenkels gegen den fix bleibenden Oberschenkel im Kniegelenk mit Ihren Fingern deutlich spüren.

Effekt

Das Gelenkplateau des Schienbeins bewegt sich unter den Gelenkrollen des Oberschenkelknochens hin und her. Die Menisken folgen dieser Bewegung ohne Belastung. Sie verformen sich, werden mit Gelenkflüssigkeit umspült und mit Nährstoffen versorgt. Deshalb ist diese Übung eine der effektivsten, um Meniskusverletzungen vorzubeugen oder den Heilungsprozess zu unterstützen.

Innen- und Außenbandübung

1. Legen Sie sich so auf die linke Seite, dass Fußgelenke, Knie, Hüften und Schultern eine Linie bilden. Heben und senken Sie das rechte Bein langsam und im Atemrhythmus. Das Bein soll nicht nach vorn oder nach hinten aus der ursprünglichen Ebene herausragen.
2. Dann stellen Sie den rechten Fuß vor oder hinter dem linken Knie auf und heben und senken das untere Bein. Bei der Armhaltung können Sie zwischen den beiden abgebildeten Varianten wählen.
3. Wenn sich in beiden Beinen leichte Ermüdung bemerkbar macht, wechseln Sie die Seite.

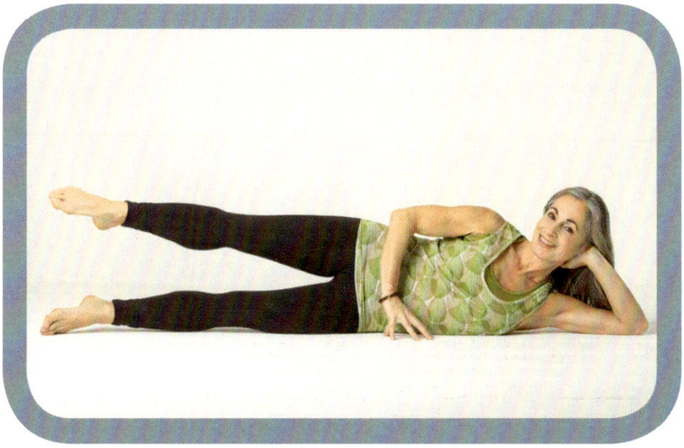

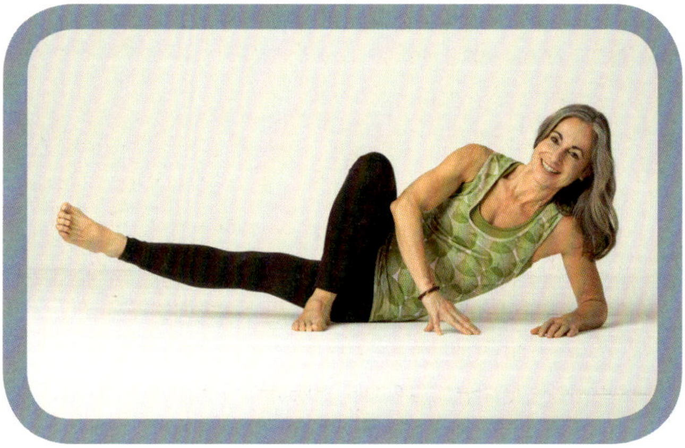

Effekt

Der Oberschenkel balanciert über dem Schienbeinplateau wie ein Segelschiffmast, der durch die Muskel-Faszien-Züge an der Innen- und Außenseite des Beins aufgespannt ist. Dieser »Zuggurt«-Mechanismus verteilt den Druck gleichmäßig auf Innen- und Außenmeniskus. Diese Übung bringt eine ausgewogene Balance in die Faszienzüge, die für die Kniegesundheit so wichtig sind.

Grand Plié

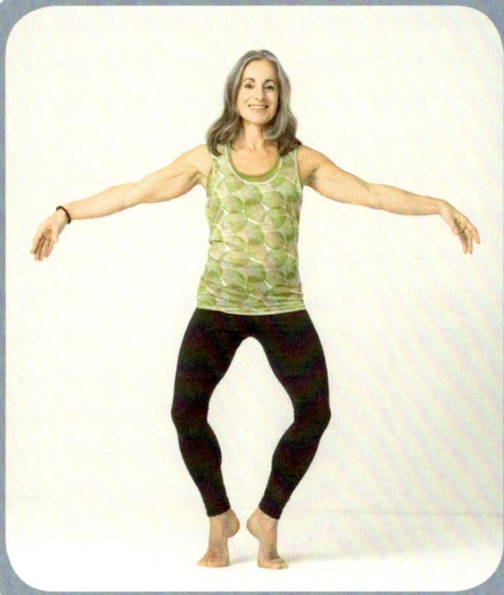

1. Wir nehmen hier eine Anleihe beim Ballett. Stellen Sie im aufrechten Stand die Füße in einer V-Form auf: Die Fersen berühren sich, die Zehen zeigen etwas nach außen, wobei der Winkel je nach Beweglichkeit im Hüftgelenk variiert. Anders als beim Ballett streben wir hier nicht an, die Füße möglichst weit nach außen zeigen zu lassen. Vielmehr ist es wichtig, dass die Außenrotation aus dem Hüftgelenk kommt. Der Oberschenkel sollte sogar einen Hauch weiter nach außen weisen als die Füße. Bei einer normalen Hüftanatomie sind etwa 45 Grad Außenrotation aus dem Hüftgelenk möglich.
2. Beugen Sie mit der Einatmung leicht die Knie Richtung Füße. Dabei heben die Fersen vom Boden ab. Sie stehen dann nur auf den Fußballen. Gleichzeitig heben Sie die Arme, als würden Sie die Flügel aufspannen.
3. Beim Ausatmen strecken Sie die Beine wieder und senken Fersen und Arme. Achten Sie darauf, dass die Knie so ausgerichtet sind wie die Zehen und niemals ganz durchgedrückt werden.
4. Setzen Sie die Bewegung in ruhigem Atemrhythmus fort.

Effekt

Kräftige Muskeln allein genügen nicht, um den Druck im Kniegelenk bei Bewegungen gleichmäßig zu verteilen. Mit dieser Übung fördern Sie das Zusammenspiel der Zuggurtung.

Tipp

Um diese Übung noch anspruchsvoller zu machen, können Sie sie konstant auf den Fußballen ausführen.

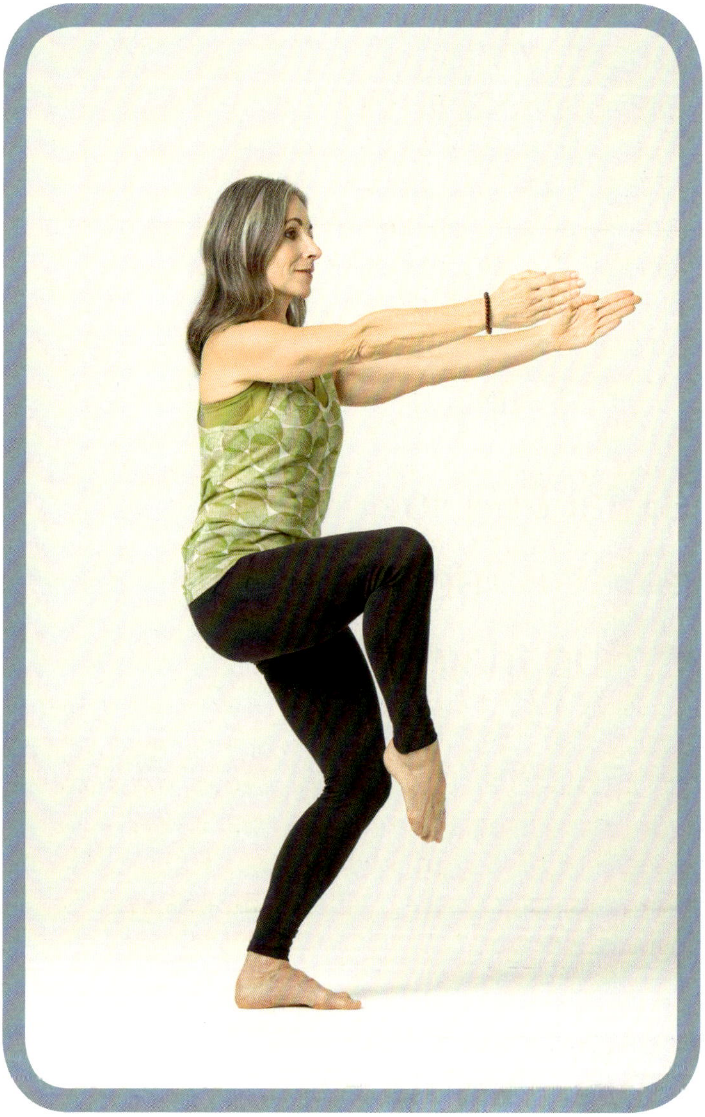

Holz hackender Shiva

1. Beginnen Sie mit der gleichen v-förmigen Fußstellung wie in der vorherigen Übung (Fersen berühren sich) und beugen Sie Ihre Knie leicht. Achten Sie wieder darauf, dass Knie und Füße gleich ausgerichtet sind.
2. Verlagern Sie das Gewicht auf ein Bein und heben Sie den freien Fuß bis über das Knie des Standbeines. Beide Beine bleiben gebeugt!
3. Strecken Sie die Arme nach vorn, Daumen zeigen nach oben, und bewegen Sie die Arme in schnellen Hackbewegungen wechselseitig auf und ab. Atmen Sie trotz der schnellen Armbewegung möglichst ruhig und gleichmäßig und halten Sie Ihr Gleichgewicht, so gut es geht.
4. Wenn die Beinmuskeln anfangen warm zu werden, wechseln Sie die Seite.
5. Wiederholen Sie die Übung auf beiden Seiten. Strecken Sie jedoch diesmal die Arme auf Schulterhöhe zu den Seiten aus. Schwingen sie diese nun abwechselnd vor und zurück.

Effekt

Ihre Kniegelenke sollten nicht nur bei normalen Bewegungen wie beim Stehen und Gehen ihre dynamische Stabilität halten, sondern auch auf unvorhersehbare Belastungen reagieren können. Dafür ist ein feines Zusammenspiel von Muskelrezeptoren und Reflexsteuerung notwendig. Genau diese neuronale Interaktion können Sie mit dieser Übung verbessern: Die Bewegungen der Arme bringen Unruhe in die Haltung, sodass die Muskulatur des inneren und äußeren Faszienzuges der Beine die Impulse abfangen und ausgleichen muss.

Tipp

Die Übung wird anspruchsvoller, je weicher der Untergrund ist. So können Sie die Koordination der die Beinachse stabilisierenden Muskeln noch besser fördern.

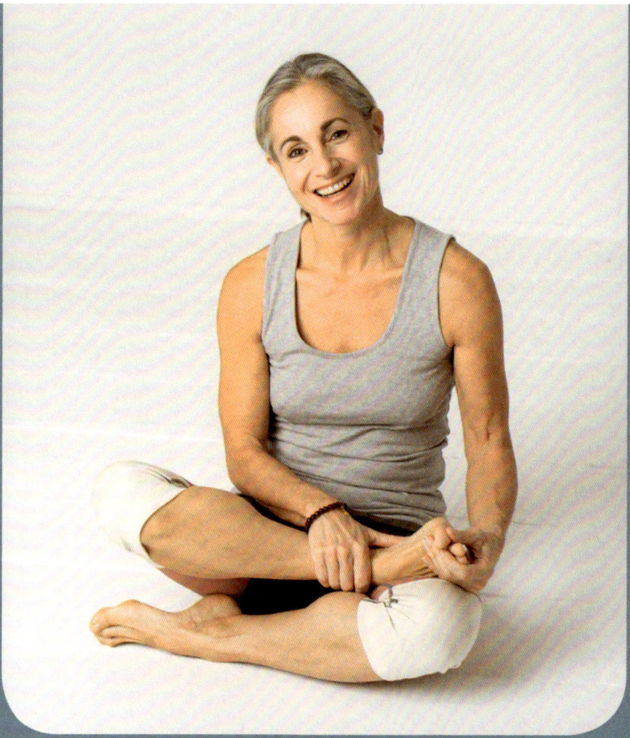

Gut aufgestellt

Verwöhnprogramm für gesunde Füße

Den ganzen Tag in einem engen, feuchten Raum eingesperrt zu sein, ist eine schreckliche Vorstellung. Aber genau das tun wir unseren Füßen Tag für Tag an. Dabei hängt von diesem Fundament ab, wie wir durchs Leben gehen. Mehr aufmerksame Hinwendung und neun einfache Übungen verhelfen Ihnen und Ihren Füßen zu mehr Leichtigkeit und Stabilität.

Die Füße im Alltag

Die Füße sind unser Fundament – und das durchaus nicht nur während der Yogapraxis oder im Sport, sondern schon wenn Sie morgens aus dem Bett aufstehen, die Treppe hinuntergehen, über die Getränkekisten im Hausflur steigen oder auf holprigem Gehsteig dem Bus hinterherlaufen.

Je besser unsere Fußmuskulatur gekräftigt ist und je ausgeprägter unser Gefühl für einen harmonischen Einsatz der Füße ist, desto müheloser bewegen wir uns im wahrsten Sinn des Wortes durchs Leben. Ein frühes Anzeichen dafür, dass die Fußmuskulatur zu schwach ist, kann zum Beispiel ein unsicherer Stand auf einem Bein sein.

Alignment der Füße in der Yogapraxis

Ich bin jedes Mal wieder verblüfft, wie deutlich sich die gesamte Praxis meiner Yogaschüler verändert und zum Positiven entwickelt, sobald ich ihre Aufmerksamkeit auf das Fundament lenke: Plötzlich nimmt der Übende wahr, wo und wie die Füße auf dem Boden platziert sind, und dieses Bewusstsein setzt sich durch den gesamten Körper hindurch nach oben fort. Man erkennt: Stehen die Füße symmetrisch, so strebt auch der gesamte Körper in die Symmetrie. Setzen wir die Füße jedoch in ein asymmetrisches Fundament, so können wir das gezielt nutzen, um darauf eine asymmetrische Körperhaltung wie das gestreckte Dreieck aufzubauen.

Etwas noch Erstaunlicheres geschieht, sobald man die dreidimensionale Gewölbestruktur des Fußes anspricht: Richtet sich dieses Gewölbe auf, entsteht eine Kettenreaktion nach oben, denn das Fußgewölbe hängt in einer Steigbügel genannten Faszienschlinge, die sich über das Sprunggelenk innen und außen nach oben zieht. Die darin eingelagerten Muskeln werden automatisch mit aktiviert und der Knöchel findet in eine gute Ausrichtung.

Über das Knie setzen sich die Faszienzüge weiter nach oben fort. Wie einen Schiffsmast spannen die darin eingelagerten Muskeln den Oberschenkelknochen über dem Schienbeinplateau auf. Der Druck im Kniegelenk verteilt sich gleichmäßig. Je nach Position kann man dann verfolgen, wie sich unser gesamter Körper von den Füßen beginnend scheinbar wie von selbst bis an seinen höchsten Punkt aufrichtet. Nur von dieser bewussten und kraftvollen Basis ausgehend kann im Yoga eine gesunde Haltung entstehen – und nur von dieser Haltung aus können sich harmonische Bewegungen entwickeln.

Sowohl im Yogaunterricht als auch in der eigenen Übungspraxis hat es sich deswegen bewährt, immer als Erstes auf das Fundament der Füße zu blicken und von dort aus das Üben zu beginnen. Aber auch im Alltag lohnt es sich, hin und wieder bewusst seine Füße zu spüren, sie zu aktivieren, zu erden und sich von dort aus aufzurichten – zum Beispiel während Sie den Abwasch machen oder in der Warteschlange vor dem Kino stehen.

Neun Übungen für gesunde Füße

Natürlich kann man noch mehr tun, um den Füßen als Basis für innere und äußere Balance etwas mehr Aufmerksamkeit zu schenken. Die folgenden Übungen bieten Ihnen dafür eine Menge Anregungen. So intensivieren Sie nicht nur den bewussten Kontakt zu Ihrem Fundament, Sie beugen auch einigen der häufigsten Beschwerden von Fuß und Fußgelenk vor oder können diese lindern. Zunächst werden Ihre Füße wieder geschmeidig und flexibel gemacht. Dann entwickeln Sie gezielt Kraft, um die dreidimensionale Gewölbestruktur des Fußes aufzubauen.

Intuitive Selbstmassage

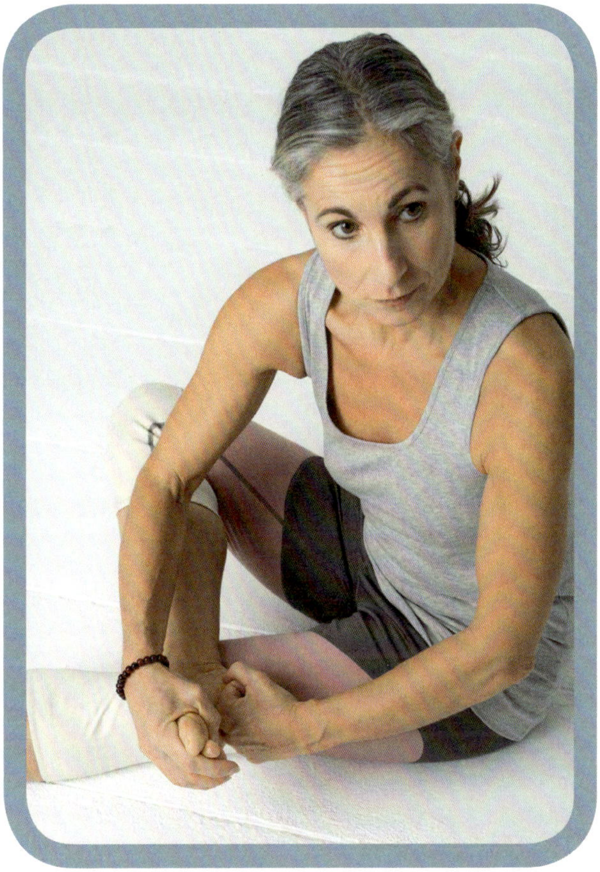

1. Setzen Sie sich bequem auf den Boden und beginnen Sie damit, einen Fuß mit beiden Händen kräftig und schnell zu reiben.
2. Sobald sich Wärme ausbreitet, können Sie ihn ganz intuitiv kneten, ihn ein wenig hin und her biegen oder ihn mit Fingerkuppen oder -knöcheln kreisend massieren. Spüren Sie dabei bewusst die unterschiedlichen Strukturen im Fuß: Muskeln und Sehnen werden durch sanften Druck oder leichtes Ziehen rasch dehnbarer und flexibler.
3. Bevor Sie zum anderen Fuß wechseln, setzen Sie die Massage noch mit den folgenden drei Techniken [siehe Seite 162 bis 164] fort.

Effekt

Der Fuß wird nicht nur äußerlich wärmer, sondern auch von innen heraus besser durchblutet. Der Druck fördert den Abfluss von Lymphflüssigkeit und venösem Blut. Das so zusätzlich am Herzen ankommende Blut wird rasch weitertransportiert und in der Lunge mit Sauerstoff angereichert. Das wiederum führt zu zusätzlichem Blutfluss – auch im Gehirn. Daher fühlen Sie sich nach ein paar Minuten kraftvoller Fußmassage gleich viel wacher.

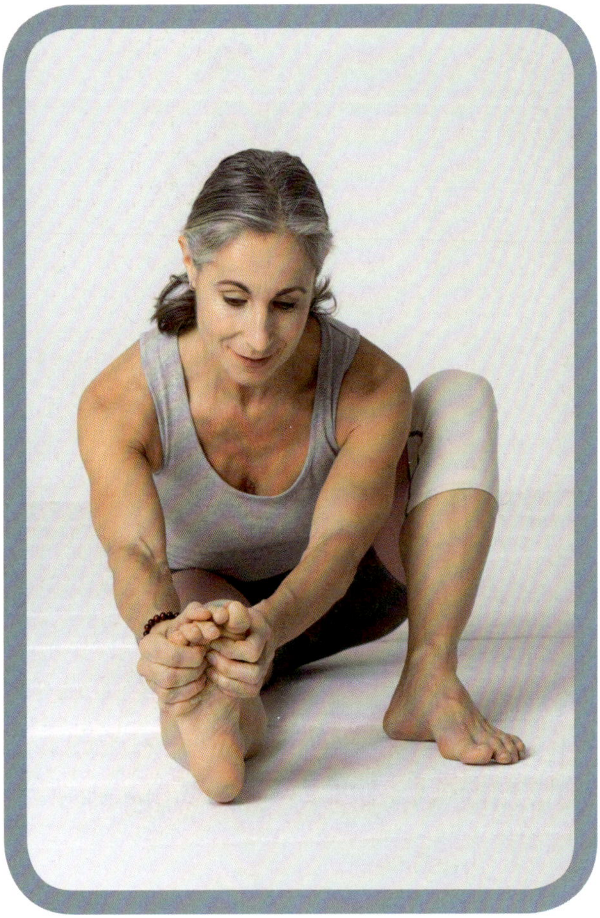

Zeltstocktechnik

1. Auf die intuitive Fußmassage folgt jetzt eine konkrete Technik: Setzen Sie die Fingerkuppen beider Hände in der Mitte des Vorfußgewölbes auf wie auf dem Foto. Die Flächen der Fingernägel beider Hände liegen dabei rücklings aneinander. Dann biegen Sie mit den Daumenballen die Fußoberseite über die aufgestellten Fingerkuppen. Ihr Fuß wölbt sich mit seinem Quergewölbe wie eine Zeltplane über die Finger.
2. Lösen Sie den Griff, streichen Sie den Fuß aus und wiederholen Sie die Technik mehrmals, indem Sie mit den Fingerkuppen vom Vorfußbereich immer weiter zum Mittelfuß hin wandern.

Effekt

Diese Übung entwickelt die für ein gesundes Fußgewölbe nötige Flexibilität. Die Richtung des Aufspannens unterstützt das Quergewölbe.

Wringtechnik

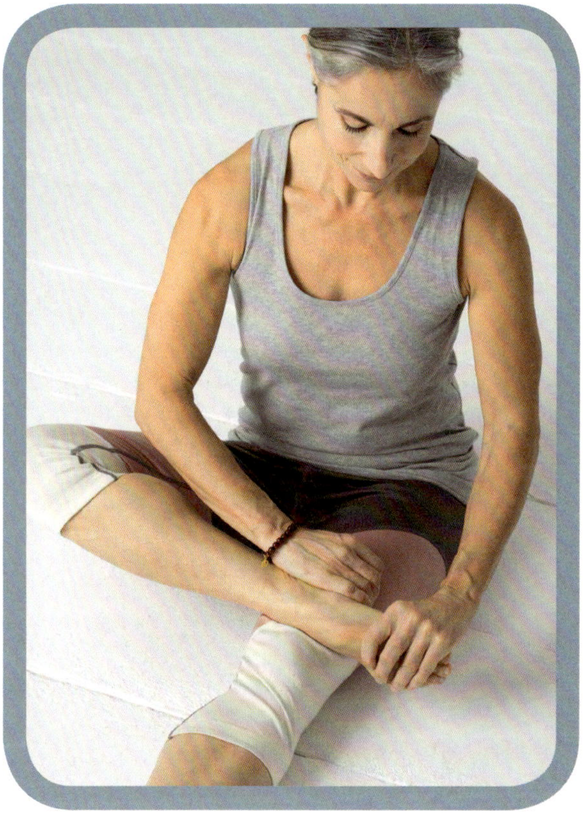

1. Legen Sie den Fuß bei angewinkeltem Bein auf das Knie des anderen Beins.
2. Umfassen Sie Ihren Vorfuß mit der gegenüberliegenden Hand, während Sie die Ferse mit der seitengleichen Hand fixieren.
3. Wringen Sie nun den Vorfuß in einem ruhigen, vom Atem getragenen Rhythmus nach innen.
4. Halten sie die so entstandene Rotationsspannung im Mittelfuß für einen Augenblick, bevor Sie sie lösen und mit einem erneuten Auswringen des Fußes den Rhythmus fortsetzen.
5. Anschließend wiederholen Sie die Technik einige Male in die entgegengesetzte Richtung: Wringen Sie den Vorfuß mehrmals nach außen, vom Körper weg.
6. Zum Schluss wringen Sie den Vorfuß noch wenige Male nach innen.

Effekt

Die erste Richtung der Verdrehung vertieft Ihr Fußgewölbe und schafft so die nötige Flexibilität für einen gesunden Stand. Die Gegenbewegung löst Verkrampfungen in der Fußmuskulatur.

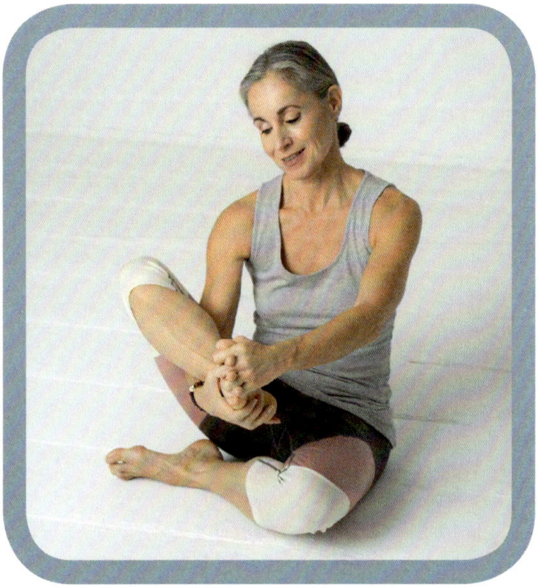

Zehenmobilisation

1. Setzen Sie sich bequem so hin, dass Sie den rechten Fuß gut fassen können.
2. Nehmen Sie sich zunächst jeden Zeh einzeln vor: Fassen Sie ihn mit den Fingern wie eine Spielfigur von oben, ziehen Sie ihn in die Länge und beschreiben Sie Kreise mit ihm.
3. Streichen Sie die Innen- und Außenseite jedes einzelnen Zehs aus. Das ist eine effektive Technik, um die dort verlaufenden Faszienzüge zu harmonisieren.
4. Nachdem Sie Ihre Zehen auf diese Weise aufgewärmt haben, schieben Sie die Finger der gegenüberliegenden Hand von der Fußsohlenseite her in die Zehenzwischenräume. Stabilisieren Sie den Fuß mit der freien Hand, während Sie die gespreizten Zehen sanft kreisen lassen.

Effekt

Die natürliche Mobilität der Zehen ist durch Schuhe sehr stark eingeschränkt. Im Lauf des Lebens führt das häufig dazu, dass sich die Zehen nach innen krümmen. Besonders wenn der Großzeh in der sogenannten Hallux-valgus-Verformung (auch Ballenzeh) nach innen abweicht, ist unser Fundament geschwächt. Das Auseinanderspreizen der Zehen schafft die nötige Flexibilität, damit sich solche Verformungen allmählich zurückbilden oder gar nicht erst entstehen.

Tipp

Nachdem Sie die vier Übungen von Seite 161 bis 164 mit dem rechten Fuß absolviert haben, wiederholen Sie sie mit dem linken Fuß.

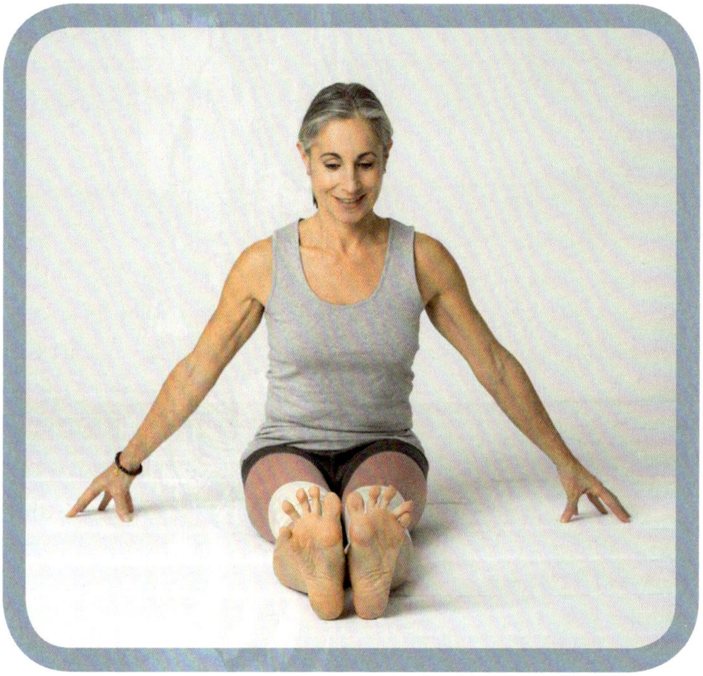

Großzehenkraft

1. Richten Sie sich mit beidseits aufgestützten Händen stabil im Stocksitz (*Dandasana*) ein. Sollte die Hüfte nach hinten wegknicken, legen Sie eine gefaltete Decke als Stütze unters Kreuzbein. Die Fußinnenkanten berühren einander und die großen Zehen weisen – natürlicherweise – leicht schräg von der Mitte weg.
2. Nun aktivieren Sie die Muskeln an der Fußinnenseite, um die beiden großen Zehen einander anzunähern. Gleichzeitig spreizen Sie auch die übrigen Zehen. Das fällt nicht jedem leicht, man kann es aber üben!
3. Halten Sie die Spannung einige Augenblicke, bevor Sie die Zehen wieder bewusst zurücksinken lassen.

Effekt

Die Flexibilität des Fußes allein reicht für ein gesundes Fundament nicht aus. Seine dreidimensionale Gewölbestruktur muss auch aktiv durch Muskulatur gestützt werden. Die Ausrichtung der Zehen ist hier ein wichtiger erster Schritt. Vor allem bei Hallux valgus setzt die Yogatherapie auf diese Übung.

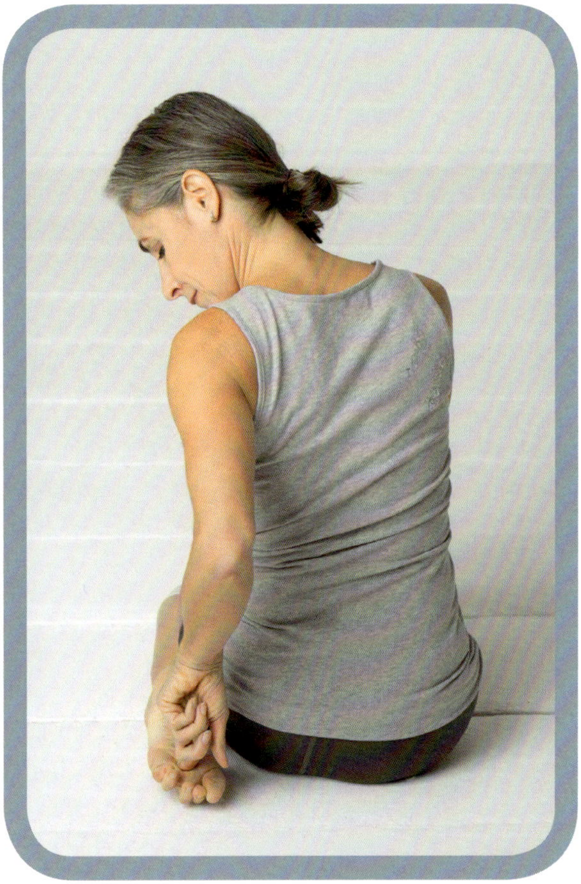

Vogeltränke

1. Setzen Sie sich in eine Haltung, in der die Fußsohlen nach oben weisen. Ideal ist der auf dem Foto gezeigte Heldensitz (*Virasana*). Falls es in den Knien zu sehr spannt und zieht, legen Sie ein Kissen oder einen Block unter das Gesäß.
2. Drücken Sie mit zwei Fingern in Ihr Fußquergewölbe und rollen Sie die Fußinnen- und -außenkante um die eingedrückten Finger. Falls es zu Krämpfen in der Fußsohle kommt, ist das ein Zeichen dafür, dass die Übung genau dort anspricht, wo es besonders nötig ist. Lockern Sie den Fuß einfach kurz und beginnen Sie erneut.
3. Wechseln Sie die Seite.

Effekt

Diese Übung kräftigt die tiefen Fußmuskeln. Deren komplexes Zusammenspiel fächert einerseits den Fuß auf und zieht andererseits den Großzehballen und den Kleinzehballen zueinander. So entsteht ein federndes Quergewölbe im Fuß.

Tipp

Sollte Ihnen die abgebildete Sitzhaltung schwerfallen, können Sie die Übung auch in der Bauchlage mithilfe eines Partners ausführen.

Münze greifen

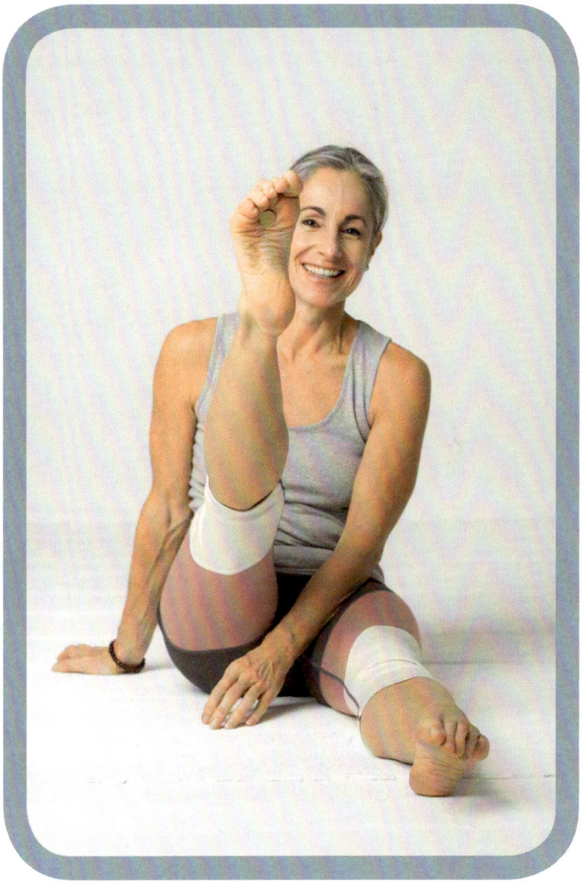

1. Drücken Sie eine Eineuromünze in das Vorfußquergewölbe und versuchen Sie, die Münze dort festzuhalten.
2. Wenn die Spannung ausreicht, können Sie langsam Ihren Fuß heben. Vielleicht gelingt es Ihnen mit ein wenig Übung sogar, eine Münze mit dem Quergewölbe vom Boden aufzuheben?

Effekt

Diese Übung entwickelt die für ein gesundes Fußquergewölbe nötige Kraft im Vorfuß. In der Yogatherapie ist diese Übung eine der effektivsten nicht nur bei Spreizfuß, sondern auch beim Hallux valgus und bei Schmerzen im Vorfuß (zum Beispiel Morton-Neuralgie).

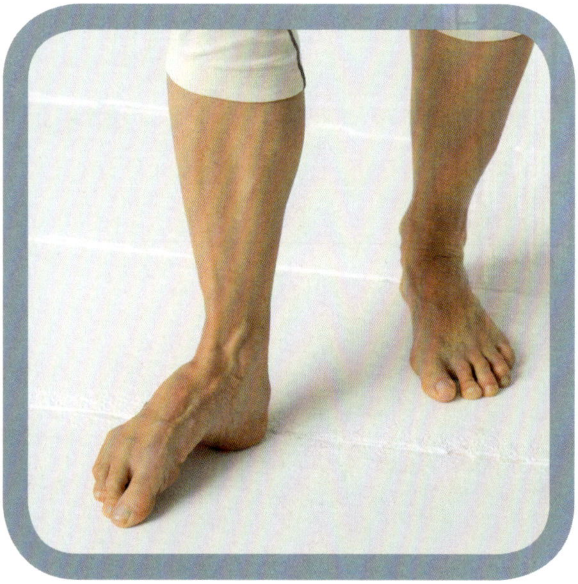

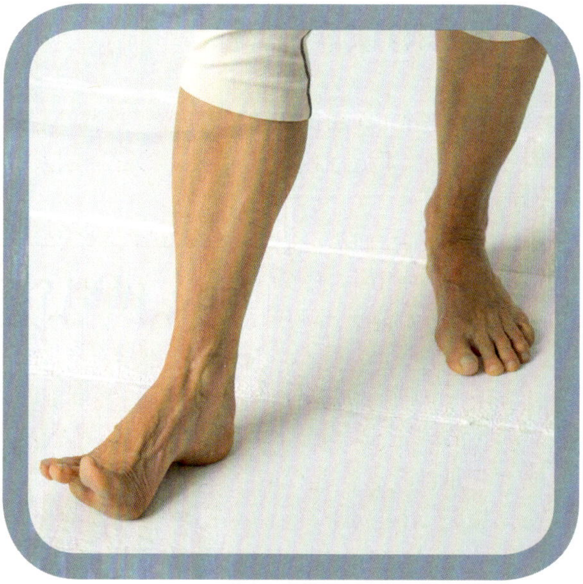

Raupengang

1. Rollen Sie im aufrechten Stand die Zehen eines Fußes ein und ziehen Sie kraft Ihrer Zehen- und Fußmuskeln die Ferse hinterher.
2. Strecken Sie die Zehen nach vorn, um Raum für den nächsten Schritt in diesem Raupengang zu gewinnen. Achten Sie darauf, den Fuß möglichst wenig anzuheben und sich wirklich nur mit der Kraft der Fuß- und Zehenmuskulatur fortzubewegen.
3. Nach mehreren Wiederholungen wechseln Sie zum anderen Fuß. Fortgeschrittene schaffen es mit beiden Füßen gleichzeitig.

Effekt

Diese Übung aktiviert die gesamte Fußmuskulatur. Ihr Fuß wird geschmeidig und kräftig zugleich.

Pada Bandha

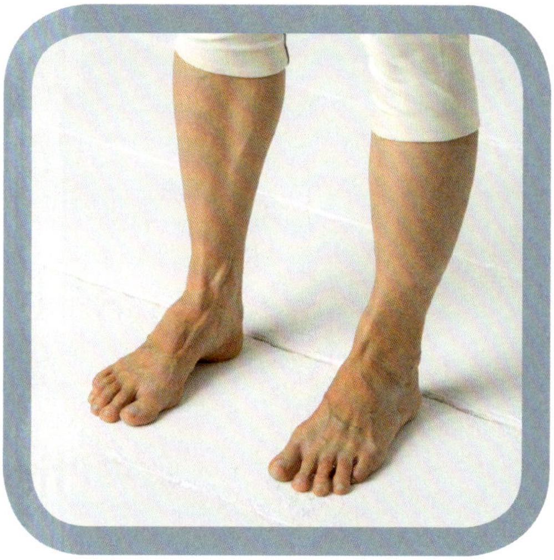

1. Richten Sie im aufrechten Stand die Füße mit etwa zwei Faustbreit Abstand parallel zueinander aus.
2. Saugen Sie mit einer Ausatmung die Mitte der drei Kanten des Fußes nach oben: Ziehen Sie zum einen die Innenseite des Fußgewölbes, etwas vor dem deutlich hervorstehenden Kahnbein (*Os naviculare*), nach oben. Heben Sie zum anderen die Mitte der Außenkante des Fußes an. Hier liegt die leicht vorstehende Basis des fünften Mittelfußknochens. Die dritte zu hebende Stelle befindet sich an der Mitte des Vorfußballens, zwischen der zweiten und der dritten Zehe. Sie können sich diese drei Punkte wie bei einer Marionette an Fäden befestigt vorstellen. Ziehen Sie diese »Fäden« ausatmend nach oben. So bildet sich unter der Fußsohle jeweils ein kleiner Hohlraum.
3. Behalten Sie diese Aufwärtsbewegung bei, wenn Sie nun zusätzlich mit einer Einatmung die drei Ecken des Fußes in den Boden wachsen lassen: Schieben Sie Großzehenballen, Kleinzehenballen und Ferse kraftvoll nach unten. Stellen Sie sich drei Stelzen vor und schieben Sie diese Stelzen nach unten. So hebt sich der Bereich zwischen ihnen weiter an.
4. Bewahren Sie auch diese schiebende Bewegung bei, während Sie sich mit der folgenden Ausatmung wieder deutlicher auf den Zug nach oben konzentrieren. Beobachten Sie, wie sich mit diesen gegenläufigen Bewegungen eine dreidimensionale Gewölbestruktur im Fuß entwickelt oder verstärkt.
5. Halten Sie diese Spannung einige Atemzüge lang. Dann entspannen Sie die Füße wieder möglichst vollständig.

Effekt

Bei einem gesunden Fußgewölbe geht es nicht nur um Kraft, sondern auch um eine gute Koordination. Wenn Sie lernen, Ihr Fußgewölbe bewusst zu aktivieren und diese Aktivität in verschiedenen Körperhaltungen fein dosiert anzuwenden, schaffen Sie die beste Voraussetzung für ein stabiles Fundament in vielen Yogahaltungen und erst recht im Alltag.

Übungsverzeichnis

Übungen für einen gesunden Rücken

Übungen für gesunde Arme

Übungen für gesunde Beine

Übungsverzeichnis

Über den Autor

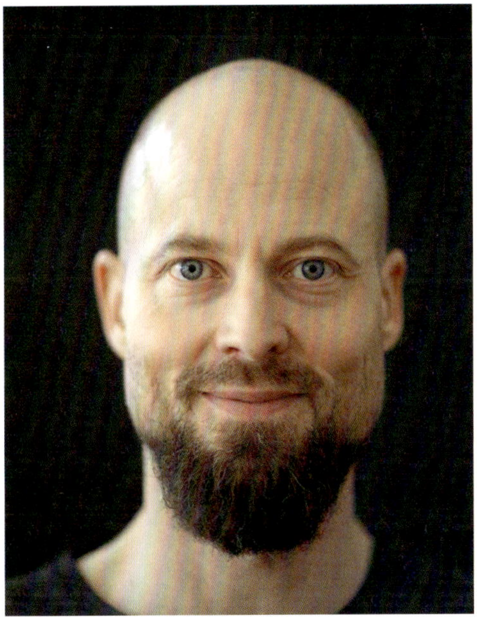

Dr. Ronald Steiner ist Begründer der AYI® Methode. Diese verbindet traditionelles Ashtanga-Yoga mit innovativer Yogatherapie. So entsteht eine für den einzelnen sehr persönliche Praxis – von sportlich akrobatisch bis therapeutisch präventiv. Ronald Steiner ist Arzt, Wissenschaftler und Sportmediziner sowie einer der bekanntesten Praktiker des Ashtanga-Yoga. Er gehört zu den wenigen ganz traditionell von den indischen Meistern Sri K. Pattabhi Jois und BNS Iyengar autorisierten Yogalehrern. Mehr über Ronald Steiner, die AYI Methode sowie die modulare Aus- und Weiterbildung für Yogalehrer finden Sie unter www.ashtangayoga.info.

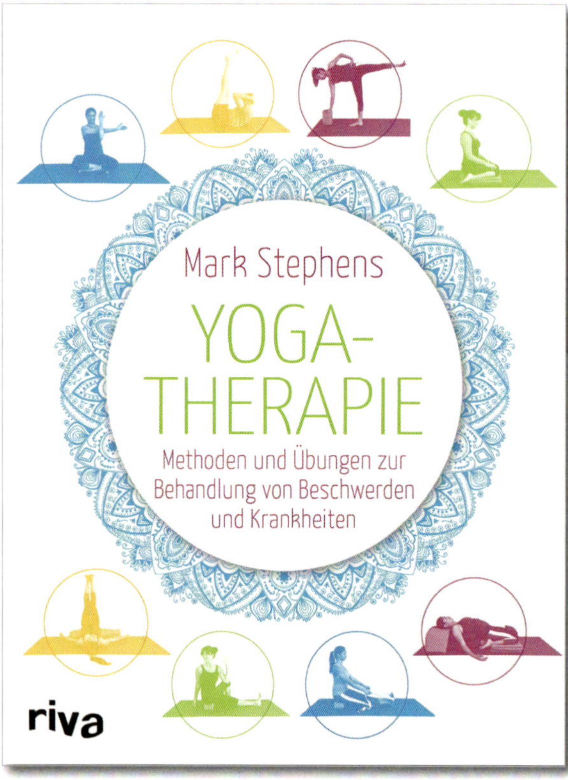

Auch als **E-Book** erhältlich

528 Seiten
39,99 € (D) | 41,20 € (A)
ISBN 978-3-7423-0556-5

Mark Stephens

Yogatherapie

Methoden und Übungen zur Behandlung von Beschwerden und Krankheiten

Der bekannte Yogalehrer und mehrfache Bestsellerautor Mark Stephens verbindet in diesem umfassenden Handbuch traditionelles und modernes Yoga mit aktuellen Erkenntnissen der Medizin. Er hat ein fundiertes Yogaprogramm entwickelt, das zur Heilung und Therapie vieler Krankheiten und Beschwerden angewendet werden kann. Die umfassenden Informationen zu Aufbau und Funktionen verschiedenster Körperbereiche sowie häufigen Krankheitsbildern schaffen die nötige theoretische Grundlage. Eine Vielzahl an Asanas, Atemübungen und Meditationen können dann gezielt zur Vorbeugung oder Behandlung von Erkrankungen im Bewegungs- oder Fortpflanzungsapparat sowie von mentalen oder emotionalen Beschwerden angewendet werden.

riva

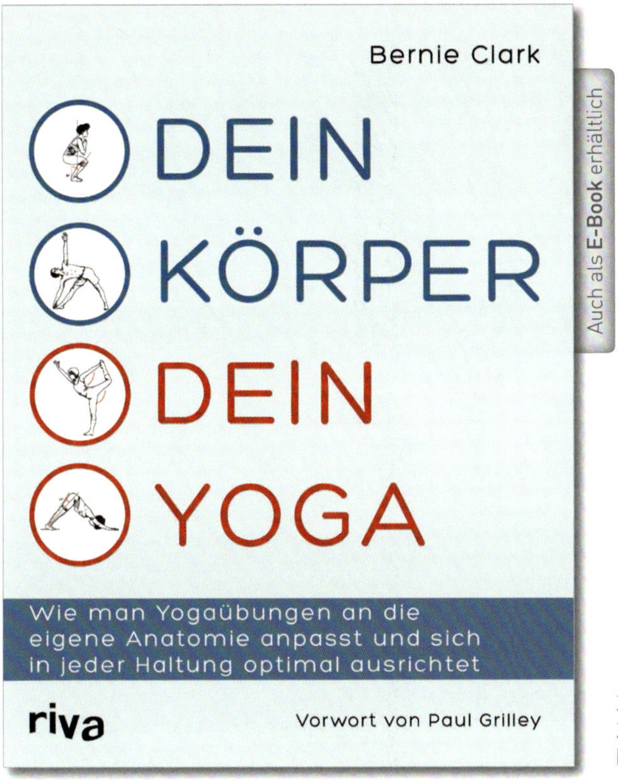

320 Seiten
29,99 € (D) | 30,90 € (A)
ISBN 978-3-7423-0213-7

Bernie Clark

Dein Körper – dein Yoga

Wie man Yogaübungen an die eigene Anatomie anpasst und sich in jeder Haltung optimal ausrichtet

Für eine gesunde und entspannte Yogaerfahrung ist die korrekte Ausrichtung von essenzieller Bedeutung. Dabei spielt die individuelle Anatomie eine Schlüsselrolle, denn aufgrund der Unterschiede im menschlichen Körperbau sowie potenzieller Bewegungseinschränkungen können Yogapositionen nicht bei jedem Trainierenden gleich aussehen. Erst wenn Sie Ihre eigene Anatomie kennen, können Sie Ihre Yogapraxis optimal an diese anpassen. Wie das geht, zeigt Ihnen der erfahrene Yogalehrer und Buchautor Bernie Clark. Wie beeinflusst die Eigenheit Ihres Körpers Ihre Bewegungsmöglichkeiten? Welche Form und Funktion haben Hüft-, Knie- und Fußgelenke? Was hemmt Sie beim Yoga? Bernie Clark gibt Ihnen auf all diese Fragen Antwort und hilft Ihnen mit umfassenden Informationen und nützlichen Tipps dabei, Ihren Körper verstehen zu lernen und so Ihr perfektes Yoga zu finden!

riva

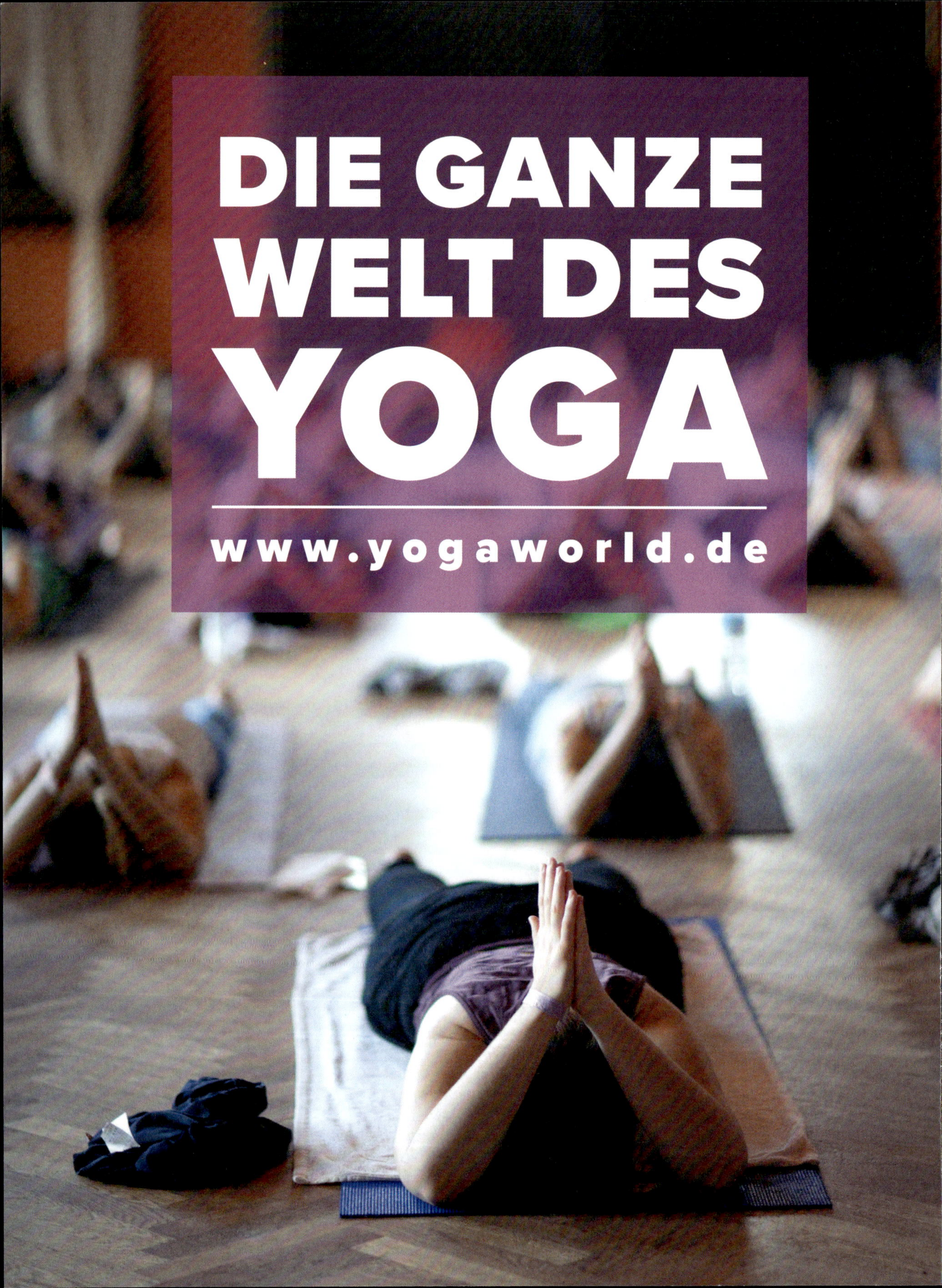
DIE GANZE
WELT DES
YOGA
www.yogaworld.de